地域精神医療の真髄

■

Hidehiro Wani
和迩秀浩
［編著］

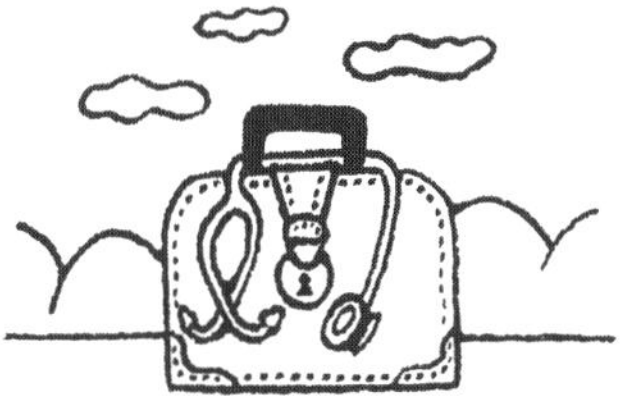

日本評論社

はしがき

前著『精神医療を歩く―私の往診記』を出版して五年になる。多くの人たちに読んでいただいたことに感謝している。わに診療所に通院している方々にも読んでいただき、サインを求められることもあり、とても光栄に思っている。

事例の当事者や、患者さん・支援者からの感想は大きく次の三点にあったように思う。

一つは、私の精神医療に対する考えがよくわかったというものである。

二つは、人が生きていくうえで大切なものを感じたというものである。

三つは、「大変な人」を診ている先生に診てもらっているので安心したというものである。

自分でも何回か読み返したが、結果が不幸に終わった人たちのことを、あえて書くことによって、精神医療に求められている問題を問い直したいという思いが強かったように思う。

前著はいくつかのエッセイをそのまま本にしたということもあり、また私なりの折々の思索をそのまま書き連ねたこともあって、かえって誤解を与えるような表現となったのも事実である。たとえば「大変な人」という言い方は、いろんな意味、ニュアンスがあると思うが、単に

「大変」と書いたことで混乱・誤解を与えてしまったのではないかと思う。

昨年の夏、私が臨床の師とする松本雅彦先生が他界された。「和迩君、臨床は中途半端で終わってはいけないよ」と言う、先生の声が聞こえてくる。もし、誤解を与えた点があれば、そのままにしておくのは本意ではないし、ただ不幸に終わったわけではない往診事例のほうが圧倒的に多い。だから、今回は「往診」を通して「病識欠如」「受診しない」「治療拒否・服薬拒否」といった「精神医療の構造」を、少しでも展開できればと思っている。もちろん個人を特定できないように配慮しながら、往診・訪問のリアリティを描き出すように努めた。

「病になったことは辛いが、人生が不幸だったわけではない」

私はずっと、自分自身に、また患者さん、あるいはスタッフのみなさんに、こう言いつづけてきた。そのような実践の大先輩であり、私の尊敬する山本昌知先生との対談を第一部とし、第二部に、多職種協働の訪問看護の実践を「まきび病院訪問看護部」のみなさんに報告していただいた。

五年前、前著を出した直後に、沢知恵さんをお招きして「わに診療所」四〇周年の記念コンサートを開いた。倉敷の礼拝堂を、日本キリスト教団から会場として提供していただき、春の陽ざしがステンドグラス越しに差し込むなか、患者さんや支援者の方々など、三〇〇人ほどがご来場くださった。

沢知恵さんは、コンサートの前に私の本を読んでくださっていた。そして、私の好きな詩人・茨木のり子さんと繋がりがあり、二〇〇一年から毎年、瀬戸内海のハンセン病療養所の大島青松園コンサートを開催されている。私の、否、多くの人びとの思いがつながった瞬間でもあった。

編著者

目次

第1部　対　談

地域精神医療のあり方　山本 昌知 × 和迩 秀浩

第2部　報　告

私たち、土足で入っていませんか？

——多職種協働の訪問看護から

まきび病院訪問看護部

第3部　実　践

往診・訪問看護の四季
——精神医療を歩く・パート2

第1部　対　談

地域精神医療のあり方

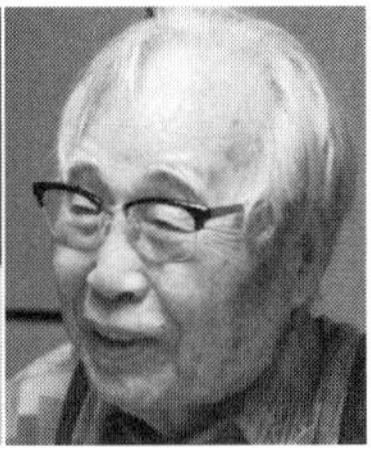

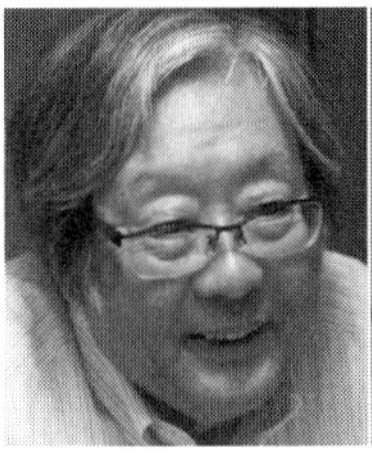

山本　昌知（やまもと・まさとも）
一九三五年生まれ
岡山大学医学部卒
岡山県精神保健福祉センター所長
こらーる岡山診療所所長を経て、
現在、大和診療所非常勤医師

和迩　秀浩（わに・ひでひろ）
一九四四年生まれ
京都大学医学部卒
高梁病院（現・こころの医療たいようの丘ホスピタル）を経て、現在、わに診療所所長

地域精神保健と病院開放化

和迩　きょうは精神医療の往診や訪問について、いろいろお話ができたらと思います。「こらーる岡山」の看板をおろされたのは六月一五日でしたが、ちょうど一年になります。六月一五日は六〇年安保闘争で樺美智子さんが亡くなられた日ですが、そんなことも意識されたのかなあと深読みしているのですが……。

山本　ああ、そうだったの。次に移転するには二週間の空白が必要だというので、たまたまそうなっただけですよ（笑）。

和迩　もう一年過ぎてしまったという実感はありますか？

山本　僕自身はとくにないなあ。周辺はそうでもないだろうと思いますけどね。

和迩　こうしてお話できるのも、先生が岡山県精神保健福祉センターの所長時代から、職業訓練校を開設されたり、メンタルボランティアの会を立ち上げられたりと、行政の立場から尽力されてこられたからです。当時、精神保健福祉センターが直接診療をするということはありませんでしたね。全国でも二、三カ所程度でした。先生は朝から晩まで、一〇時間くらい、居眠りをしながら患者さんを診ていたという逸話が残っています(笑)。

山本 地域精神保健の技術中枢と位置づけられていても、何も知らないので、実際に現場へ行ってどうなっているのか見ないといけないという状況で、本当にわからんことばかりだったなあ。それに、建物の前がすぐ道路だったから、いつも見られている自分というものも感じていたね。精神科にいたときは部屋の中で仕事をしているから、地域社会から遮断されていて医療内容を見られるという感覚はなかった。最初は緊張がありましたね。

和迩 「こらーる岡山」は一五年くらい続けられたのですか?

山本 いや、一九年です。

和迩 当時は、私たちもそうでしたが、病院を開放化するという動きがありました。病院では、お金を持ってはいけないとか、タバコは一日三本、時間を決めて吸うとか、外出も家族と一緒じゃなければだめだとか。そういう管理されたなかで、患者さんは自分を病院の規則に合わせるしかなかった。だから、自分らしさを消すというか、自分を殺すしかなかった。その後、一緒に外出したり、買物に行ったり、お金を持ってもいいとか、病院の開放化が進んでいくのですが、それは回転ドアのようなもので、よくなって退院しても、また増悪して戻って来る。それで、いまでいう非入院、地域でやっていこうということになってきました。

私の体験ですが、三〇年くらい入院されていた女性が、自分が入院しているあいだに自分の家が地下に埋もれてしまった。自分の家は地下にあるので「先生、一緒に探しに行ってください」と言うのです。当時、私はまだ精神科医になったばかりだったのですが、一緒に街に出かけ、いかにも地下がありそうな場所を探し回ったのです。でも、本人は「ここではない」と言う。そんなことを何日かつづけ、たまたまご本人の生家に行くことになった。兄が跡をとっておられ、家は改築されていましたが、兄が「うちだったら構わない」と言うので、外出というかたちで看護師と一緒に、三〇年ぶりに自分の生まれ育った家に行ったのです。

ご両親は亡くなっていましたが、患者さんが女学校時代を過ごした部屋は残っていた。さぞかし感無量になるだろうと思ったのですが、まったくそんな様子はなく、ずっと部屋を見回し、下を向いて何も言わない。一時間くらいそこに佇んでいたのですが、これ以上はどうかなと思い病院に連れ帰ったのです。ところが、その後三カ月ほど寝込んでしまった。食事の介助も必要になり、排泄もおしめを使用するようになって、先輩の先生から「妄想につきあったから、こんなに増悪したのだ」と非難されました。それでも、半年くらいしたら、また、「街に出てみたい。看護師さんと一緒に街を歩きたい」と言うのです。そして、一年くらいして、病院のある近くにアパートを借り、退院されたのです。

事実と真実は違うといいますが、妄想は事実だが、真実は自分の家に帰りたい、自分の住んでいた家に戻りたいという思いだったのです。やはり、患者さんのそういう深層心理を見ていかないと、妄想ということで片づけてしまうのでは、患者さんの本当の姿や思いは見えてこないと思いますね。

私は山本先生の実践に影響を受けて四三年になります。先生も民間病院に移られて、病院開放活動を実践されていますが、いろいろなことがおありでしょ？

山本　親から電話がかかって来て、「うちの子がおかしくなった。ものを言わなくなっている、薬のせいではないか、どうしてくれるのか」と言われたことがあるなあ。これは困ったと思い、「それは薬の副作用じゃあ」と言ったら、「こんな状態になるなんて、うちの子を殺す気だったのか」と言われて、すぐに往診に出かけた。アキネトンを注射したらすぐよくなるわなあ。それで親の不安・恐怖は一応おさまって、薬でこうなることがあると説明したんですわ。それまでは、病院で症状と薬との関係など、丁寧に説明することはなかったね。

編集部　そのころ、先生はおいくつだったのですか？

山本　三五歳くらいかなあ。そのころは、丁寧に説明はせずに、われわれ医者がやるから任せてもらって、協力して頑張ろうやというような感覚だった。ところが、ご家族から「うちの子を殺す気か」などという厳しい叱責があって、これが親心なんだと思い、ショックだったね。それで、病院で治療上のいろいろな不安を親と十分に話し合えない場合は、直接家へ行って話し合うことにしたのです。それがひとつですね。

もうひとつは、やはりセンターだから、「暴れているがどうしたらいいか」といった対応を求められる。それで、往診というかたちをとらざるをえないという事情もあったね。

医者と患者の立場が逆転する往診

和迩　往診というのは、関与しながらの観察といわれています。関わりながら患者さんをよく観察する。診察室は医者の土俵ですから、こちらが患者さんを観察していますが、往診に行くとこれが逆になります。観察されながらどう関わったらいいかということがありますね。

山本　うーん、立場がちょっと変わってくるなあ。

和迩　逆転しますよね。関与しながら診ればいいと思っていたのが、逆に自分が観察されながらどう関わっていくかということが問われる。

山本　確かに、そうだなあ。基本的には一生懸命やるんだから、評価は対象外という感覚でいたが(笑)、確かにそのことは意識したなあ。

和迩　もうひとつは「病識」です。病識がないから受診しない、病識欠如イコール受診しないという構図は精神科医の偏見ですね。

山本　それは、そう思うなあ。

和迩　既往症をこだわって聴くのは古傷に触ることになるので、あまり聴いてはいけないと考えられています。しかし、ある患者さんは診療室でいつも突っ立っている。「立っていたら疲れるだろうから、ちょっと坐ってお茶でも飲もうよ」と声をかけても、坐らない。ある日、薬を飲んでいたのに、なぜ坐らないのかと聴いたら、「床が真っ赤な血の海だった」と言うのです。そして、壁の模様が骸骨に見えて、「死ね、死ねと言っている。そんなところに坐れますか」と言うのです。あっ、そういうことがあったのかと思いましたね。言葉でうまく表現できない恐怖感などがあり、口にするとテンションが高いということになり薬が増えたりするから、言わないのです。落ち着いたら、すぐに元気そうに車を運転して帰っていきましたが、患者さんも家族も、うまく医者に合わせていたのです。

山本　そう、そう、彼らは上手やからなあ。

和迩　適応能力は、医者以上に優れていると思います。

山本　その場の空気を読むのもね。

和迩　だが、拒絶能力が低い。患者さんは断ることが下手ですね。

山本　うん、うん。

和迩　先生と同じように、暴れているから来てくれと言われて、往診に行ったことがあります。

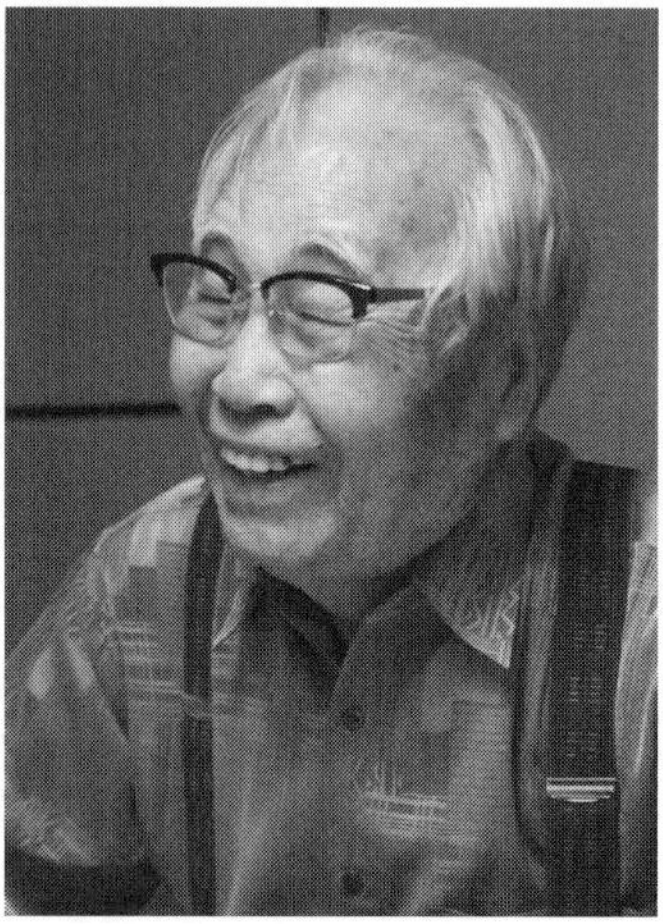

患者さんは二階にいるのですが、二階から本とか枕とか、いろんなものを投げて来る。そして、道路に向かって、「死ね」とか「殺すぞ」とか言っている。あとで「なんであんなことをしたの」と聴いたら、先生の傍に悪霊がいたと言う。悪霊が先生にとり憑くといけないので、悪霊に向かって物を投げていたとわかったのです。このときは患者さんの行動や態度について、医者は本当のことがわかっていないことが多いなあと思いましたね。

山本　そうだね。それがわかるには時間がかかるわなあ。その時間をどれだけ費やせるかということが大事だと思う。すぐわかるというかたちにはならないものね。

和迩　それに、患者さんはそういうことを言葉で語ってくれない。「言うと狂っていると思われるから言わない」と言うのです。それがわかるにはやはり時間が必要です。

山本　わかる／わからないの問題も含めてだけど、患者さんは値踏みをするからね。この人に言ったらどのくらい得するか、言ってもあまり得はないとか、収支計算をちゃちゃっとやっている。言ったらプラスがちょっとあるとか、言ってもマイナスのほうが多くなるかもしれないとか、そういう不安があって口にしないんだろうな。

編集部　生村吾郎先生が、患者さんに「おがみやさん」にどのくらいかかっているかというアンケートをしたら、六割か七割くらいがかかっているという話がありました。精神科にかからず、「おがみや」に聞いてしまう。医療にかかるよりいい場合もあるのでしょうか。

和迩　霊が来て身体が痛くなるというので、薬を飲んでみましょうかという話をすると、飲まないと言う。それで、倉敷のある神社で清め塩を買って来て、それを家の中に置きなさいと言ったのです。部屋の真ん中に盛り塩をして、一週間くらいしたら、なにか憑きものが取れたように穏やかになった。だから、薬の効用は少しですよね。

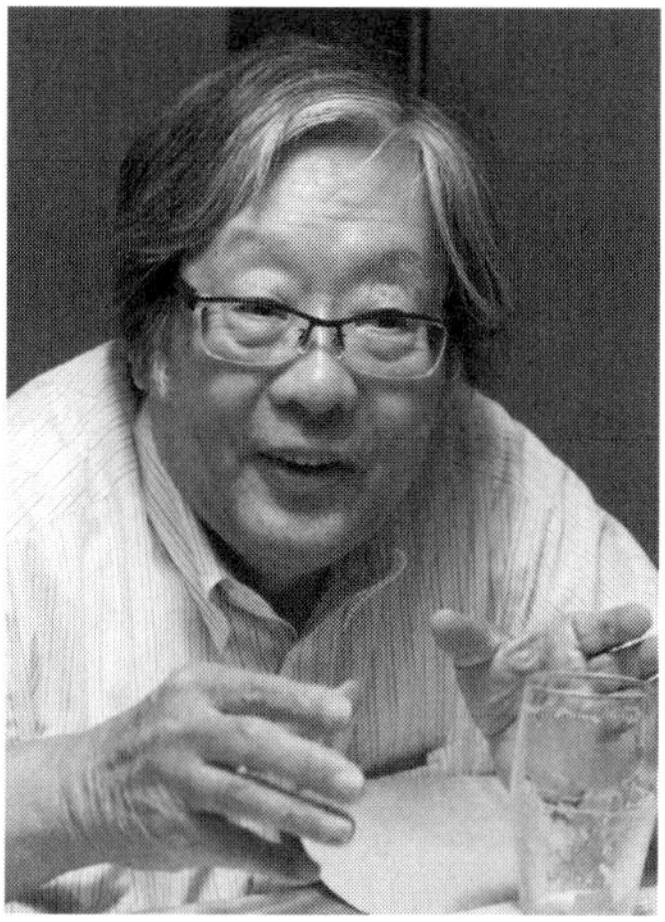

山本　うん、そうだろうな。

和迩　山本先生が素晴らしいのは、最初にお会いしたときに、先生の持っておられる雰囲気、安心感というか、何でも包み込まれるような雰囲気があることです。

山本　あっ、そうなの（笑）。

和迩　この人だったら何を言っても大丈夫だとか、言ってもどうこう言われないとか、このへんの雰囲気はすごいなあと思います。

山本　そんなことを整理ができたら評価できると思うんだけど、整理ができないから評価できない。だから、そのまま聴くしかない。時間をかけないと、その人を評価できない。その人にプラスになるか、マイナスになるかわからんところがあるからね。それで、ぼやっと流れて行くというところがあるのかなあ。いま、盛り塩をしたと言いましたが、和迩先生は、それはありだと許していたの？

和迩　許していましたね。盛り塩など、害のないことであれば「どこかのお嫁さんも効くと言っていたね」と、こちらから言ったりします。あまり「風水」に凝られてしまっても困りますが、緑のものを置いたら癒しになるとか、部屋に観葉植物を置いたほうがいいとか、それくらいは言いますね。

往診での自己紹介

山本　和迩先生が、最初に往診に行こうと思ったのは、どんな人ですか？

和迩　最初は入院中の人です。市町村の保健婦さんが「お薬を飲んでいますか？」と訪問していたのですが、そんなことに疑問を感じた保健婦さんから「病院に行きたがらないので、往診してもらえませんか」と言われて、保健婦さんと一緒に行ったのです。引きこもりで、行っても話をしてもらえなかった。辛抱強く行くしかなかったですね。

山本　自己紹介はどんなふうにされるの？

和迩　わに診療所の医師の和迩です、と。「ご家族から相談があって、放っておけないので来てみました」というのが、私の自己紹介の仕方です。

だいたい相談に来られるのは家族の方です。息子のことで困っているとか、心配だとおっしゃる。それで、これも私のやり方ですが、「困っているのはお母さんではなく、ご本人です。帰って息子さんに伝えてください。病院へ相談に行ったら、不安なのは親ではなく、息子さん／娘さんのほうだと先生に叱られた。だから、先生に会ってくれないかと、お願いしてください」とご家族に言うのです。

山本　親は本人に、医者のところに相談に行ったことを伝えるわけね。

和迩　本人に黙って来られる方もおられるので、「黙って行ったのは悪かったけれど、どうしてもおまえのことが心配なので相談した。そうしたら、困っているのはご本人ですよと叱られた」と、必ず本人に伝えてもらうのです。返事がなくてもいいのです、実際に返事がないことのほうが多いですが。

山本　往診のときの自己紹介はすごく大事だと思うんだよ。その手順を踏まずに、親の希望にのっかって、医者と明かさず親と一緒に部屋に入り、それから「おかあさん／おとうさんが心配しているから」と自己紹介しようと思ったわけ。そうしたら、階段を上がって二階の部屋に入ったら、当然居ると思った親はいなくて、僕だけ。それで、「だれに頼まれて来た」って怒られて（笑）。

和迩　それで、どうされました？

山本　激怒して、すごい形相で羅紗切鋏を持って階段の踊り場に追い詰められたのです。そのとき思ったのは、鋏だから大したことはないだろう、刺されそうになったら突き飛ばして逃げ出そうと。でも、こっちも必死だから、平身低頭、「こらえてください」「すみませんでした」とひたすら謝ったら、「今度来たら、こらえはせんぞ。今回だけ赦す」と言われて、やれやれと帰ったことがあるなあ（笑）。

手順を間違えたら、大変やなあと思ったねえ。約束なしに、思い込みだけで往診に行ったんだよね。親も相談に来たのだから、当然一緒に二階に上がってくるだろうと思っていたんですよ。

編集部　アポなしで、突然、往診に行かれたのですね。

山本　本人には告げず、来てくれという親の不安にのっかって行ったら、そういうことになったわけやねえ。そのときが今まででいちばん怖かったなあ。だれもいないし、刃物を持っているし、若いので元気もあって。

みんなそれぞれ自己紹介の仕方があると思うんだが、往診の手順と自己紹介は大事だね。振り返ってみて思うのは、相手を一人の人間として見る、苦しみの中で頑張っている人として敬意を払っていたら、そういうことにはならないということだね。われわれは、どうしても医療の部分で頭がいっぱいになってしまって、相手が頑張っているという部分を見落としているんだよね。なんとかしてあげようというだけでなく、相手に対する敬意なしに行ったら、必ず失敗するわなあ。その点はきついなあと思うけれど、ただ相手はそこをきっちり評価しているという感じはあるね。

編集部　その感覚は、失敗するなかで到達した確信ですか?

山本　そう、そう。病院では対象がいて、その人をよくすることがわれわれの責任だからね。敬意とかそういうことは置いておいて、何とかよくなると思えることを一生懸命するのが基本だったからね。そこから地域に出ても、急には変われんわな。やっぱり、それは徐々に回数を重ねるなかで手に入れたということだなあ。

ひどいときなどは、持効性抗精神病薬の注射を持って往診し、自己紹介して「あなたのいまの状況は非常に不安定な状態で、安定しないとあなた自身も困るだろうし、周囲も困る。とりあえず入院するか、この注射を受けるか」と二者択一を迫っていたのです。「どっちも嫌だ」と言われたら、「そんなことは通用しません」と、さらに迫る。しまいには「まあ、これを一本打ってから考えましょう」と言って、注射をして帰るわけです。一緒に来た保健婦さんに「あの状況で、なぜ注射をしたのか」と聞かれて、「内心では注射を選んでおったんじゃ。だけど選びきれんかったので、僕が決定してあげただけだ。訪問していると、だんだん患者の気持ちがわかるようになるのだ」と言ったりしていたね（笑）。

本人はどっちも嫌で、僕らが勝手に思い込んでいただけなんだよね。保健婦さんが見ているから、次からは最初に「先日は私の思い込みで申し訳ありません」と謝らないといけないことになるわけね。そういう失敗を何度もして、だいぶ前から自己紹介は親が内緒で来ている人に対しては、本人はどんな気持ちでいるのか、本人がどんな状態にあると感じているのかという話をまず聴く。「本人はしんどいんだと思う」と言われたら、親御さんはどうしたいのかを聴く。親としては何とか本人の役に立ちたいと思っているから、本人の役に立つことを教えて欲しいと言う。「それは本人がいちばんよう知っておられるから、私らに聞くよりも本人に聞くようにと言われた」と、ゆとりのあるときに本人に言ってもらって、「本人の反応だけを電話で教えてちょうだい」と頼む。親が電話をくれる前に、本人のほうが先に診療所に来てびっくりすることがあるね。援助を求めるための方法も含めて、本人がいちばんよく知っている、と認めてくれたということかもしれないね。

和迩　本人に伝えると、不思議なことに、二割くらいが自ら病院に来てくれますね。

山本　それはそうでしょうな。どうしても往診というのは自己紹介が大事なんだね。

和迩　先生もそうでしょうが、ご本人に会ったときの感じで、緊張が強かったら、「そんなに緊張が強かったら疲れるでしょう」とか、「放って置いたら病気になるから、いまのうちにちょっと抵抗力をつけようよ」とか、そういう言い方をするとわかってくれる人が多いですね。まるごと病気ではないけれど、このままでは本当に病気になってしまうのではないかという不安をもっておられる方が多いですからね。

山本　患者さんや親御さんの精神医療に対する値踏みというのは、本当はどんなものだろうね。どの程度の信頼を得ているのだろうね。

編集部　県の医療センターから「まきび病院」に来たまだ若い女医さんに、ご自分が病気になられたらだれに診察してもらいますかとお聞きしたのです。その女医さんは、守谷昭先生にかかりたいと答えました。少し頼りなさそうな先生でしたので、その理由を聞いたら「あの先生は、問題解決はしてくれないかもしれないが、一緒に悩んでくれそうだから」とおっしゃいました。

山本先生は診断中に「困ったなあ」とおっしゃる。患者さんが親と一緒に来て、どうしたらいいかと聞かれて、先生が「困ったなあ」とおっしゃったら、患者さんと親御さんはあきれて「自分たちで何とかします」と言って帰ってしまわれたという話が、私は好きです。

山本　先ほど和迩先生もおっしゃったが、病気とか、核心の部分に触れるには、やはり時間がかかるし、触れられる関係というものが必要だと思う。それが前提となって、それができればピントが合って、いろいろな支援ができるようになっていく、そのベースが必要だと思うなあ。

気持ちに共感し、寄り添う

編集部　現在の診療はまず診断です。問診して「あなたはこういう病気です。だからこういう薬を飲んでください」と言う。そして、薬を服用しないと「病識」がないと言われる。医療関係者は「病識がない」という言い方をよくなさるのですが、ご本人は自分は病気になったと思いたくないのは当然だろうと思いますが……。

和迩　精神科医は病識欠如という言い方を普通に使いますが、そのときの雰囲気を表現する言葉がない場合もある。しゃべったら殺されると思っている人は言葉に出しません。圧倒的な困難にぶつかって必死に闘っている人という見方をしないといけない。病識がある／ないというのは、きつい迫り方です。「あなたは統合失調症です」と言われることがいちばん怖いわけです。一生懸命闘ったり踏ん張っているのだから、こちらが共感しつづけるしかない。その一部として薬があって、薬では解決しないけれども、ちょっと考える余裕が出てきたりするかもしれないよ、という進め方ですね。

山本　そうだな。自分は孤立して苦しくてたまらない。一人暮らしで、困っていること、しんどいことを話す相手がだれもいないので、やりきれない。それで診察中も腹が立って当たり散らす。そうしたら「薬を飲んだらどうだ」と薬を処方しても、自分が欲しいのは寄り添ってくれる人間なのに、ということになってしまう。本当の痛みをわかってくれないから、医者が信用できない。だから「医者に通う気がせん」と言う患者さんもおられる。その人を、一人の人間として認めていくことが大事なんじゃろうな。

和迩　つらいとか、苦しいとかと、とにかく訴える患者さんがいたのですが、「それはこのまえ聞いたよね」と言ったら、「悲しいことが悲しいと言えないことが悲しいんです。つらいことが伝えきれないことがつらいんです。苦しいことが苦しいと言えないことが苦しいんです。つらいとか、悲しいとか、苦しいとか言えたら、私は救われるのです」とおっしゃった。ああ、そうなのかと思いましたね。やはり、気持ちに共感する、気持ちに寄り添うということが肝要なのだ。こちらも辛抱強く共感してつきあっていくなかでしか、関係はつくれないような気がしますね。

山本　往診は、診察室よりも、そういう感じが強いということはない？

和迩　それはありますね。診察室ではみなさん、この医者にはこれくらい見せておけばいいとか、しんどいけど、それはあまり見せないとか、値踏みをしている。でも、家では本当の姿を出されますよね。関与しながら観察するのではなく、こちらが観察されていますから、この医者だったらこういうことを言っても大丈夫と思ってもらえるかどうかだと思います。いくら「わかった、わかった、しんどいでしょう?」と言っても、それは伝わらない。

山本　往診するわけだから、こちらとしてはそれなりの目的をもっているのだが、まず何を目標にするかということがあると思うんだよね。

和迩　そのへんは、中井久夫さんが指摘しています。考えではなく、不安とか、緊張とか、焦りとか、そういうものをしっかり見なさいということだと思います。

それと、生村吾郎さんが言うように「触診しなさい」ということだと思います。皮膚が乾燥しているとか、脈を見たら、もちろん身体に触れさせてくれませんが、明らかに脈が早いとか。そういう会ったときの感じですね。不安があるか緊張が強いかをちゃんと見ていく。緊張で肩が張っているとか、「そんなに力を入れていたら疲れるよ」とか、そういうことを言うことが大事なのかなあと思います。

最初から方針を決めて、こういうふうにやってみようというのではなく、いくらかはシミュレーションはしますが、直接会って決めるのでないと、会話をするにも言葉が見つからない。会った瞬間にぱっと感じ、そのときにひょっと出た言葉が、意外に患者さんに伝わることがありますね。

山本　診療場面では、来られる人はやはり心が固まっているし、こちらの役割も決まった舞台装置になっているわな。でも、訪問では舞台装置がバラバラというか。何が得意な役者なのかわからん状況の中で行なうわけでしょ。だから、こちらが目標を持てずに無駄足になったり、何の役にも立たなかったり、少し通じることもあったり、いろいろな場面があるのだけど、それはそれでうまくいく場合もあるなあ。

和迩　こちらが目標を持たないほうがいいですよね。

編集部　そういう構えが、患者さんに伝わってしまうということでしょうか?

山本　目標を持っていると、気持ちが先に先にと行ってしまう。医者は役立ちたいと思うわけだな。

和迩　そうですね。医者は何かしないといけないという、解答強迫のようなもの、答えを出さないといけないというようなものがあるが、それは捨てたほうがいいですね。

編集部　お医者さんばかりではないのですが、専門職には患者さんの前で泣いてはいけないとか、「踏み越えてはいけない一線」というものがあるのではないでしょうか?

和迩　でも、自然に泣けることもあるよ。

山本　それは周辺評価じゃないかなあ。患者さん自身は医者がそうした感情を表わすことについては寛容です。あのくらいで泣くのはどうかとか、直接的に悩んでいない人や、患者さんを対象化しているような人は、いろいろ評価するわなあ。それはしょうがないけれども、患者さんはそういう評価はせんと、僕は思うけれどね。

和迩 自分の部屋に五年くらい閉じこもっていた女性は、食事だけはお母さんが部屋の前に持って行くと、こっそり部屋の中で食べて、食器を元のところに戻していた。二週間に一回訪問するのですが、本人の部屋は最後の砦みたいなところがありますから、本人の部屋には絶対に入らないことを原則にしていたのです。入ってしまうと、本人の砦が壊されてしまいますからね。何を話すかというと、花が好きで、きょうはこんな花が咲いたといったことを話すのです。二〇回目くらいのときに、部屋の前に私の好きなキキョウの花がぽつんと置いてあった。思わず「ありがとう」と言ったら、中から「先生、嬉しかった！」と言う。僕はどっと涙が溢れてきた。そうしたら、すっと部屋のドアを開けてくれ、おたがいにもらい泣きですよ。

距離を置かないといけないというが、自ずと共感する、悲しんだり、泣いたりということができないと、気持ちに寄り添うことにならないと思いますね。わかった、わかったと言っても、本当はわかっていないんです。

精神科医療のあり方をめぐって

編集部　「わかり合う」とか、「響き合う」という大事なことが、精神医学ではタブーになっています。だから、患者さん同士のほうがいいのかなと思ったりしますが……。

山本　人間が響き合うとか、わかり合うという、何か通じる感覚というのかな、これは楽しいと思えば、それを楽しまなきゃいけけん。

和迩　僕らはそれを求めているんですよ。

山本　そう、そう。楽しいのがいいなあ。そうでなければ仕事などできん。何時から何時までは仕事だから、これだけのことをしないといけないというかたちになるんだが、楽しかったら少々時間が延びてもいいしなあ。楽しくなければ早くやめんとしようがないしなあ。

和迩　山本先生は、精神科医であることと、患者さんということに距離を置かずにつきあっておられますよね。

山本　それは、だんだんそうなってきたんだよね。やはり、六〇歳までは県の職員だったし、何か役割意識みたいなものがあってね。六〇を過ぎたから、だんだん自分個人というかたちで行こうと。それは家内には悪いけれど給料ゼロ、年金だけで頼むということで承諾を得たからです。

僕は体験しなければわからん人間なんですわ。想像力が豊かで、いろいろなことができる人もいるが、僕はそれができない。不器用だから、一度そういう状況に自分を追い込まないとわからないところがあってそうしたのだけれども、それはよかった。ひとつ自由になったわけですよ。お金に関しても自由になれた。自由というのは人間にとってすごく大事なもので、「自由こそ治療だ」というイタリア精神医療の真髄がわかってきたような気がする。

和迩　治療共同体ですね。

山本　そう、そう。自分自身の治療に役立ったという思いで、「自由こそ治療だ」の立場になったのです。

和迩　四三年前、東京・上野の浜田晋先生が、精神科のあり方を考えよう、今までのやり方を変えないといけないと主張されています。それから三年くらいして神戸で生村吾郎先生が、精神医療のあり方ではなくて、人としてどう見るか、人としてどうつきあうかということに焦点にあてています。生村先生はハードで、浜田先生はソフトだけど、精神医療ではなくて、人としてどうつきあっていったらいいかということに、私は共鳴しています。

山本　僕が浜田先生の影響を受けたのは、ボール回しの論文です。健康な人と患者さんのグループを作る。患者さんが少ないグループはボールがうまく回る。患者さんの数が多くなると、一カ所にボールが集まってしまって回らない。結局、健康である人の中で、グループの一員として受け入れられた場合の行動には異常性が見られない。病気の者ばかりでやると異常性が見られるという論文だった、自分の中で治療共同社会をつくっていくのは難しいということだろうね。

和迩　ストレス脆弱性問題の患者さんがストレスに弱いというのは嘘だと思います。患者さんはストレートにストレスを受けてしまう。私たちはストレスを適当にはがしたり躱したりしていますが、患者さんはもろに受けてしまう。だから、ボール回しの話もそうですが、縦社会はきつい。けれど横社会は意外に大丈夫なのです。精神科医療というのは縦社会ですね。医者が絶対的で、その次に看護師などコメディカルがいて、という構造です。縦社会ではなく横社会で患者さんとつきあうということは大事だという気がします。

山本　だけど、みんな苦しんでいるのだろうけど、その量は患者さんがいちばん多いかもしれない。そこに焦点を当ててもらえないというのが、今の患者さんのしんどさだと思う。患者さんは他の人よりもちょっとだけ苦しいのだけど、それが無視される。これくらいひどいことはないよね。

和迩　そうですね。往診や訪問をしていて、ずっと変わらない状況がつづくことがありますね。そのときに、たまにしんどいなあと思うのですが、「いや、患者さんのほうがもっとしんどい」と思い直すことにしているのです。それはもう、理由なんかない。怖いと思うこともありますが、しんどさも怖さも患者さんのほうはもっと深く大きい。そこを理解していかないといけませんね。

山本　そうだな。だから脆弱性というより、量も問題じゃな。

和迩　往診していて、その人の生活を大事にするということがありますね。一人暮らしで生活保護を受けていて、ラーメンばかり食べている患者さんがおられて、ラーメンばかりでは健康によくないと宅配弁当にしたのです。二カ月後に行ったら、「あれ食べてたら下痢ばかりする。あんな脂っこいものは」と言うので、「ラーメンのほうがよっぽど下痢するでしょう」と言ったら、「一袋全部は食べていない。ラーメンの汁は捨てている」と言うのです。支援というのは、もともと持っている生活スタイルを大事にしていかないといけないと思いましたね。こちらが支援、支援と言っても、本人の生活をよく見ないと、押し付けになったり、かえってその人を苦しめることになりますからね。

山本　自分の環境の中で、本人がとりあえず最高の知恵をしぼっているわけだからね。必ずしも多数派ではないかもしれないけれどね。

専門職は「人薬」になろう

和迩　前にも一度お聞きしたことがありますが、山本先生は訪問看護とか、支援するネットワークづくりがうまいですね。

山本　いや、僕は苦手だと思っているよ。

和迩　そうですか？　でも聞くところによると、センターの保健師さんなど、そういう人たちと協働でやっておられる。

山本　どうかなあ。県にいるあいだは、それが苦手だった。患者さんには一生懸命になれるんだけど、職員に関してはなあ。

和迩　私もそうです。患者さんには他人事ではないと一生懸命になれるのですが、スタッフに対しては優しくなれなかったりしますね。

山本　僕もなれんでなあ。同じようにして欲しいとは思わないけど、職員に対しては仕事なんだからと、クールなのではないかと思うね。社会から孤立し、一人で孤立から脱出したいと思っている人がいる、それを支援して欲しいと、こちらは思うのだが、そこが通じない。

編集部　どうしてなんでしょう？

山本　要するに、専門職一人一人の役割意識がすごく強い。僕は「人薬（ひとぐすり）」と言うのだけど、その「人薬」が欲しいわけですよ。そういうものに対して役割意識というかたちで対応したらズレが生じる。それはいつもではなく、カモフラージュしている場合もあったり、いろいろなことがあるのだけど、役割としてとか、専門職としてとかというのが見え見えのところがあるわけよ。それなら、患者さんはあなたの価値をどれくらい認めているのか、評価しているのかを聞いてごらんなさいと言うのだけど、それはしない。病気の人だからそんなことをしてもしょうがない、患者さんの判断は間違っているのだからと言う。だから、話が合わん（笑）。

和迩　本当に患者さんはよく見ておられますからね。

山本　その人は強迫傾向が強くて、デイケアに来ていつも同じ場所に坐って、坐ったらそこから移動ができない。その人が立ったあとはいつも濡れている。デイケアセンターは兼務だったので、勤務評定をしなければならないが、僕はそこの職員のことは見ておらんわけよ。それで、その人に「あんたはいつも同じところで職員を観察しておったから、ようわかっとるじゃろう。僕はわからんので教えてくれ」と、勤務評定を頼んだんだ（笑）。そうしたら、持って来てくれたが、僕が「なるほど」と思うほど一致する部分もあるし、僕が知らないところがたくさんあったので、「これはすごい」と驚いたことがあるよ。一年間同じところに坐ってじっと見ているから、そりゃあ、いろんなことがわかるわなあ。

和迩　六〇年代後半から七〇年代は、どうしても医者がいろいろなことで先陣を切らなければならないところがありましたね。今から思えば、あのへんがコメディカルの人たちは医者がやっていることに対してあまり物が言えないようになっていったのかなあと思います。

山本　しかし、僕らはやはり患者さんと接する場合に、症状を中心に接する。症状について診る力は、やはり医者のほうがコメディカルよりもある場合が多い。自分がコメディカルとつきあわないといけないから、そこを中心につきあうわけだよ。そうすると、コメディカルの人たちは、自分は分野が違うからここを中心にというものが確立されている人はいいけれども、そうでなかったら、先生がおられるのだからという話になってしまう。

和迩　でも、最近少し変わってきていますよ。コメディカルの人が生活の視点で見るとか。医者に対しても自分の思うところを言えるようになってきています。

山本　そこが変わってくれば、だいぶ違って来るのでしょうね。

編集部　訪問に同行させていただいたとき、「自分はひどい医療を受けたから損害賠償を請求する」という患者さんがいましたね。誰々には何千万というリスト見せてくれました。

山本　僕は十何億だったな（笑）。

編集部　私が同行したときは少し安くなっていましたね。そうしたら、先生が「おっ、安くなったな」と笑い出しました（笑）。

山本　でも、ものすごい額だったからね。五万円とか一〇万円とか一〇〇万円というのなら真剣に考えないといけないわな。一五億というものすごい額だったから、これはとうていだめじゃわ。なんぼ請求されてもどうにもならん話やと思うたら、急におかしくなった（笑）。

コメディカルと同行することの効用

山本　和迩先生は患者さんのおうちに一人で行かれるのですか？

和迩　最初は一人ですが、やはり精神保健福祉士や看護師と一緒に行っておかないと、いくら言葉で説明しても、その人の生活の感じとか、その人の部屋の雰囲気とかは伝わらない。あるとき、女性ワーカーと一緒に行ったのですが、エレキギターが置いてある。「昔、弾かれたのですか？」とお聞きして、それなら「禁じられた遊び」を弾いてもらえますかと言ったら、ばーっと弾いてくれた。ワーカーが「こんな素晴らしい曲だとは知りませんでした。奥様はご主人のこのギターに惚れたのですね」と感想を述べたら、初めてニコッとされた。これが男性だったら、たぶん同じようにはいかなかったでしょうね。たまたまそのワーカーは結婚しようという人がいたから、たぶん通じるものがあったんでしょうね。

山本　そうだね。やはり二人で行くことは意味がありますなあ。自分は気がつかなかったことも、たくさんで行くと、それぞれ感じたことが違うから、いいことではあると思うなあ。

編集部　先生は奥様と一緒にいらっしゃるのですね。

山本　そう、老々介護じゃ。これはいいですよ、家内が患者さんにぴしゃっと言ったりしますからね。患者さんが家族に対する不平不満を繰り返し喋っていると、家内が「ちょっと、ちょっとあなた、ご主人がおられるんでしょ？　子どもさんもおられるんでしょ？　幸せなことなんだから、感謝されたらどうですか」と言った。そうしたら、患者さんは「そのとおりです」と納まる（笑）。そんなことを僕が言ったら、患者さんは怒るだろうね。

和迩　それはありますね。奥さんだから怒らない。僕らが言ったらねえ。

山本　まあ、いろいろおもしろいことがあるなあ。この前は患者さんが生きる意味がないと言っていたら、家内が突然「ケセラセラ」を歌い始め、「こういう歌あったの知っとられへん？」と言ったんだ。そうしたら、聞いたことはあるという話になって、「明日のことはいいんや」ということになって、とりあえず終わった。だから、近所のおじいさんとおあばさんがぶらりと来て雑談して行ったという、そういう感じやな（笑）。

和迩　医者として行くと、向こうも構えてしまうところがありますからね。医者も人間だという、そこが出せるかどうかですね。

あるとき、往診に行っていて、狭い部屋だから正座しないと坐れない。それで正座していて立とうとしたら足がしびれて転びそうになった。そうしたら、これまで喋らなかった患者さんがワハハと笑って、「先生しびれた？」と、初めて口をきいてくれた。そういう、なんというのか、医者も人間だということを出せるかどうかということになるのでしょうね。

山本　こちらが役割意識を持てば持つほど、患者さんは堅くなるわな。緊張場面になっていく。

乗り越える、耐えるのは患者さんだから、そこでどんなことができるかどうかを探す役割をしているわけだからね。

僕は、「対応は早く、指示・指導は遅く」といつも言っているが、これは何か当たっているような気がするなあ。指示・指導を早くしようとしてしくじることが結構ある。家族にはこうしたらいいとか、ちゃっちゃっと言ったりしてしまうけれど、「言われたとおりにしてみたが、よくならん」と言われることがよくある。それより、一緒に困るほうがいい。「どうするかなあ」と言って、はっきりしたところに辿り着かないまま、連絡し合うというかたちのほうがうまいことといくことがあるよね。

和迩　医者というのは、何か答えを出さなければならないという意識が強いですからね。聞かれたことがわからなくても、「困ったなあ」「困ったなあ」と言いながらも、何か最後のところでは自分も力になれる部分も一部見せることですね。

山本　僕も八〇歳を過ぎたら、「ぼけた」「ぼけた」と言おうと思っている。十分なことはできんかもしれないけれども、する気はあるんだよと言いつづける（笑）。

和迩　それはいいですね。何かホッとします。

それぞれの置かれた環境を見極める

編集部　山本先生のお若いころは、どうしていらしたのですか？

山本　若いときは、聞いてみなければわからないことを、わかった感じになっていたことはよくあるわな。でも、やはり許容性がない。

喉頭がんの手術をした人がおって、発声装置を使っておられた。「声が出ないのはなかなか大変じゃなあ。十分コミュニケーションができないから」と言ったら、「もう覚悟しているからどうもない」とおっしゃる。では、何に困られているんかいと聞いたら、風呂じゃと言う。入浴でリラックスして「ああ〜、やれやれというのができんのじゃ、それがいちばんつらい」そう言われる。聞いてみないとわからないものだと思った。

それから、会議を開いたときに、身体に障害のある人が電動車椅子で来られるのですが、彼が会議に出席するためには一時間半必要だという。会場に来る前に、車椅子で入れるトイレを調べることもしないといけないが、その時間を入れずに一時間半かかると言うんですわ。そんなことはだれも気にかけないが、「会場に来ている人の中で自分がいちばん時間をかけて、他の人よりも一生懸命来ている」と言われたのです。ほんとうにびっくりした。出席してもらったら、はい出席ということで見てしまうけれど、それまでのプロセスを細かく聞かせてもらう、そういうことが僕らはあまりにも少なすぎる。それは患者さん一人一人に対してもそうだと思う。往診しても、環境などはみんな違うし、いろいろなことがあって、それがわかればわかるほど、それなりの敬意を表することがあるわなあ。

和迩　診療所の駐車場を、玄関にいちばん近いところに身障者マークをつけて停められるようにしておいたのです。そうしたら「私はここにしか停めてはいけないのですか」と言われた。「時間はかかるけれども、私はあっちのほうがいい」と言うのです。ああ、こちらの思っていることとまったく違うなと感じましたね。私たちも差別をしていたのです。

山本　そういう思い違い、すれ違いが、治療の中にはいっぱいあるんだよなあ。

和迩　でも、そういうことをはっきり言ってくれるかどうかですね。

山本　そういうことだなあ。思い違いはしょうがない。だから、教えてもらえるということがいちばんのポイントかなあ。

編集部　病院開放化の時代ですが、病院環境の改善などに取り組まれましたか?

和迩　山本先生はよく取り組まれていましたよ。尾道市にある青山病院時代に、医者が病棟のトイレ掃除をするのはおかしいと看護師さんに言われたりしましたからね。

山本　環境というときに、僕は「みんな一緒」ということを求めていたのは確かやなあ。一緒にやったらええんですよ。こちらがいくら「これは有効だからやりなさい」と言っても長続

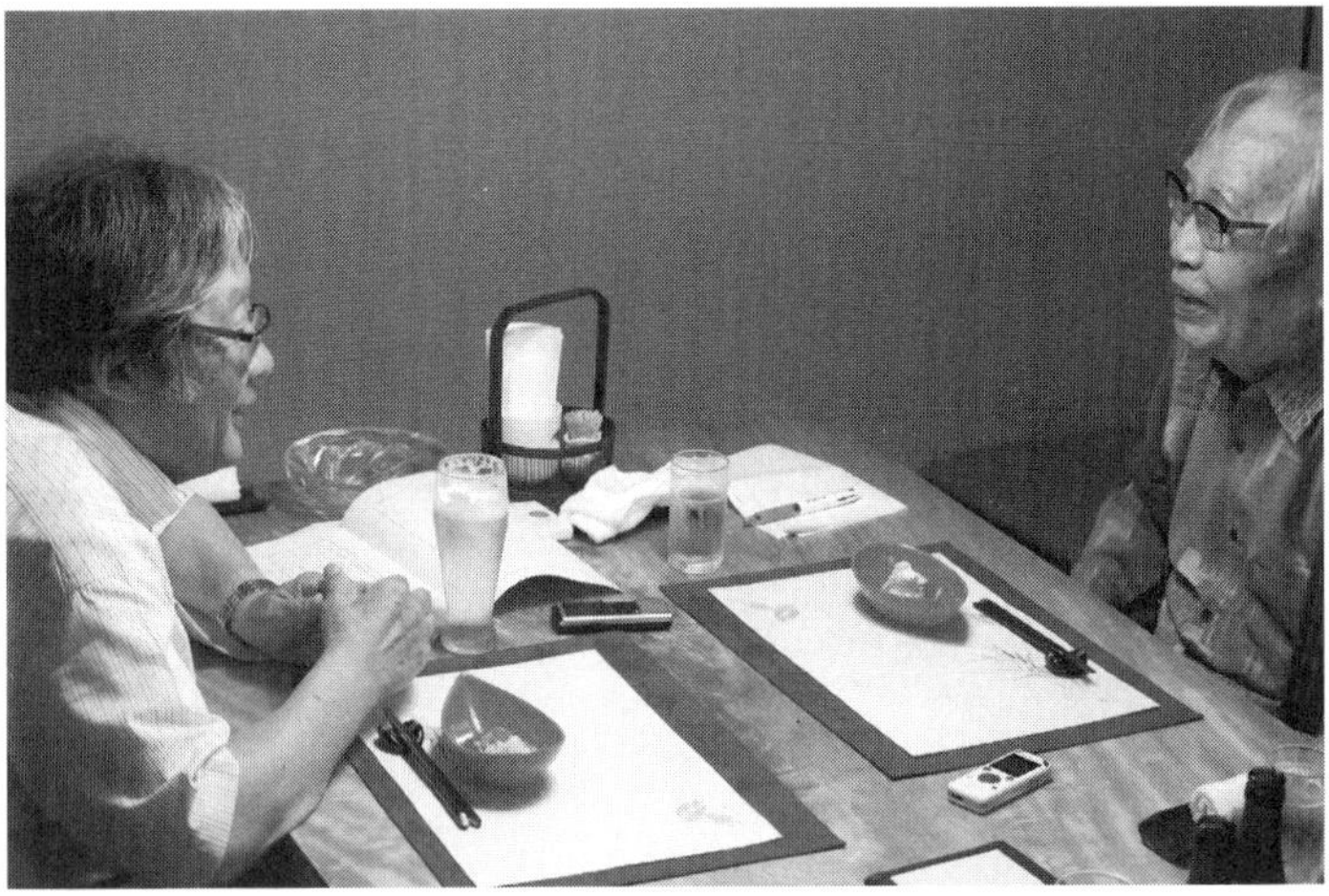

きせんからな。だから「一緒」というのは大事だと思うな。病院というのは管理的な部分があるので、病院文化ということを考えたら、それはちょっと難しくなる。和迹先生はどうするんですか？

和迹　山本先生のお話をうかがっていると、力が抜けてきますね（笑）。山本先生は手が回らなくて、患者さんが「どうしてだ？」と言って来られたら、話し合いをして「こういうことを心配されているようだから、自分と代わってくれ」と言って一緒にやったといいますね。

山本　やっぱり、こちらが助けてくれとお願いするのは大事なことのように、僕は思うなあ。往診なんかで家に行くと患者さんが暴れる。薬を飲ませて、ちょっと様子を見ようやと言って帰る。そうするとまた暴れる。そして親が電話して来て、また行かなければならないということになる。そんなことを毎日毎日していると、こちらもえろうて（大変で）たまらんようになるわけや。それで、「しんどくてかなわんから、何とかならんかね」と患者さんに頼むんや。そうすると、「入院すればええんじゃろ」と、向こうから言ってくれる。「そうしてくれたらありがたい」と言うと、「そんなら入院する」ということになる。それで気が変わらないうちに、すぐに車に乗せて一緒に病院へ行くわけですわ（笑）。

そんなのは、こっちが患者さんに「助けてくれ」と言うようなもんやな。こっちが体力的にもたんから何とかならんか、助けてくれんかと言うと、患者さんもそうしてくれる。そんなことを体験すると、精神医療はゼロか百かの医療ということを持ち出すのはおかしいんやないか、と僕は思うんや。三〇やら五〇やら七〇の医療もあるだろう、それをゼロか百で頑張ろうとするから難しくなる。

先日、「何ともすまんけど、もう一回入院してもらえんか？」と言って、入院してもらったことがあるんや。なんでそうしたかというと、患者さんが「精神医療は家族のための医療か、患者のための医療か。患者のための医療じゃないのか」という私の持論をちょろっと聞いていて、「あんたと長くつきあって来たんだから、医者としてちゃんと治せ」と電話してきた。長いつきあいの患者さんだから、まあそう言われても仕方ないわと思って、カッコ悪いけど「すまんけど頼むわ」と言ったんですわ。でも、それがかえってよかった。いま夫婦関係がよくなって、「幸せは不幸の帽子をかぶってやって来る」と言っている。派手にいろいろあったけれど、それは帽子だったからという話やなあ。

若い先生方は今がチャンスだと思う。大学病院とか、病院中心で医療活動をしているだけでなく、退院して生活している人の意見をちょっと聞かせて欲しいと言って、月に三件くらい回るようにしたらいいと思う。月に三件ほど訪問する人を決めて、継続して、とりあえず生活の実際を観察する。そういうことをみんながやり出したら医療の環境が変わると思うよ。患者さんも、一人の生活者として位置づけてくれていると思うから、日々苦しいけれど、ちょっとは役立つことがあるかもしれんということになると思うんだけどなあ。そんなことを若い先生方がしてくれたら、ものすごく希望がもてると思う。僕らがそういうことをしても、すぐに死んでしまうから、患者さんや社会は希望をもたんだろうしね。実生活にはびっくりするようなことがぎょうさんあるので、本当に驚きに次ぐ驚きで、楽しゅうなるしな。

和迩　若い先生が、往診をやっているのを見て言うのは「自分たちもあそこまで身体を張らないといけないのか」ということです。最近の言葉でいうライフ・ワーク・バランスです。一方で、訪問・往診をすれば患者さんを理解できて、よりよい方向にいくんじゃないかと、頭ではわかっている。そこで葛藤している人が多いと思います。

山本　そうかなあ。

和迩　若い先生方は、個人の熱意でやっているという見方が強いようですね。

患者さんが幸せになるためにできる手伝い

山本　和迩先生はどんな仕事を?

和迩　若手のドクターと一緒に往診するという研修会がありましたよね。あれは守谷昭先生と一緒に往診したのです。たまたま患者さんが脚が悪かったので、整形の医者にどういう運動をすればいいかを教えてもらった。守谷先生は熱心だから、教わった通りにリハビリをやってみたら痛みが軽減したといいます。

山本　そんなことを、一回や二回では難しいけれども、回数を重ねたら楽しいんだよ。人間だから通じたり、患者さんが驚いてくれたり、周囲の人が元気づいたり、いろいろなことがあって、周囲がよい方向に向かえば、こちらも楽しくなる。だから、苦痛ではなく、楽しみをどれだけ多くしていくかという話になるわけよ。だけど、病院という構えの中でやる場合は、楽しいよりも役割を果たさなければいけないやろ、それでは患者さんから楽しみを与えられたりすることはそんなに多くない。でも、患者さんの生活の場ということになったら、楽しみを共有できるわけよ。一緒にバレーボールでも何でもいいんだけど、スポーツをしたり、話をしたりすることによって、「共に」という感覚を味わえるわけよ。そのことがすごく大事なんだと僕は思うな。そして、それは楽しいから、そう疲れはせん。余韻もあったりして、生き生きとできる。ありがたいこっちゃということだと思うなあ。

和迩　そうですね。治療をして、よくなったり、よくならなかったりは、自分の治療のどこが悪かったという自己評価でもあるわけです。よかった、悪かったかではなくて、楽しかったかどうかという、そこですよね。若い先生方も、そこを感じてもらいたい。往診というのは個人の熱意だけでやっているのではなく、実はこちらも救われている部分もあるという、そういう発想があるかどうかだという気がしますね。

山本　僕が思うのは、患者さんの目標です。病気を治すということを目標にしたら、多くはだめだと思う。目標達成もあるけれど、それだけではだめだと思うんじゃ。なぜかというと、自分で病気を統合できないから目標になっているわけで、そんなものを目標にしたら、僕が宇宙船に乗りたいというようなもんじゃ。やっぱり、本人自身が、病気は病気であるけれど、病気をもった自分が、こうしたいとか、ああしたいというのをつかみながら生きている。そして最期が来たときに、病気であったり、いろんなことをしたけれども、それでも生まれて来てよかった、いろんな体験ができたということで死んで行くのが目標になると思うんじゃ。それが幸福ということだと思う。いつまでも、生まれて来るんじゃなかった、無念残念ということで死んで行ってもらっては困るわけじゃ。だから、統合できるように支援するのが医療だと思うんじゃ。それが逆になって、病識だなんだといって統合できんように支援していたら、この医者は自分にとって何のためにおるんじゃということになるわなあ。
山奥に引きこもってしまっている人が、私に「あまりお金を使わないで」と言うけれど、それもありかなと思う。山の中で、ずっとだれも会いに来なかったところに、僕らが行き始めて変化が起こるのだけど、本人としたら見通しが立っているんじゃないかという気がして、訪問せんでもいいという話だわなあ。そんなことを考えると、確かに難しい。けれど、目標として、本人が大きなVサインでなくとも、小さなVサインを出しながら死んで行くのに、僕ら出会った人間が役に立てばいいんだということだと思うな。だから、統合失調症というのはよくつけた名称だと思っている。統合できたら、病気だろうが何だろうが、関係ないということや。

和迩　病になったのはつらいけれど、人生不幸ではなかったと思ってくれるかどうかですね。

山本　そう、そう。そして、幸せになるためにできる手伝いをしますということじゃろうな。

医者の自由と病院文化

和迩　「響き合う」ことを感じられたときに楽しいという山本先生のお話ですが、真夜中に暴れているから来て欲しいという電話が入って、かけつけてみてもやれることはあまりない。

星を見ながら「どうしたもんじゃろう」と一緒に過ごしていると、患者さんの状態が山を越え、「先生もう大丈夫だから帰ってもらっていいよ」と言われた。それが喜びだ、それが原動力だとおっしゃる。すごくシンプルでわかりやすく、そういうものだなあと思いますね。

ライフ・ワーク・バランスの話が出ましたが、いま働いている環境で、自分はそう思えても、周りの人に伝えられないというか、伝わらないという困り感もおありですよね。

山本 そうだなあ。だから、みんな悩むところじゃないのかなあ。

和迩 私は「連帯を求めて孤立を恐れず」の世代です。でも、やはり若いときに、そういう往診とか、体験をしたかどうかで変わってきますよね。今はもうシステム化医療になっているし、患者さんもそれに合わせるオーダー医療です。そちらのほうが楽といえば楽ですね。

山本 僕はやっぱり人間にとって環境の力が大きいと思うんだ。病院にいるといろいろな日常的なことがあるけれども、環境を変えて月に三回往診するとか、そういうことをするとがらっと変わるんじゃないかな。そして、それは可能だと思う。役割としてつながれているものもあるが、それがぽんと入れるかどうかでまた揺れ幅が出てくると思うんだ。そういう面でも、ちょっと楽しくなると僕は思うんだけどなあ。

入院している患者さんと出会うときも、往診したときの姿があるから、この人は帰ってどんな生活をするんだろうなという感じになったりするからね。そうすると、患者さんとの会話も、いつもとは違ったパターンができて、入院している患者さんとの関係が生き生きすることもあると思う。そういう意味で、僕はぜひ医者が自由であること、自由な時間を組み入れた生活をするほうがいいと思う。

和迩　医者の自由ですか？

山本　市の委員会でも言いつづけているんだけど、病院の職員が一年に一件だけでもいいから家を訪問する。そして、生活の話を聞いてくる。そういうことだけでも精神病院の文化は変わる。病院協会にぜひ取り組んで欲しいなあ。でも、「そんなことする暇がない、忙しいんじゃ」と言われる。確かに忙しいんだけど、それをしたら忙しさも違うものになってくると思う。ガチガチの忙しさと、弾力性のある忙しさとでは違ってくると思うんじゃがなあ。この前も患者さんに言ったんだけど、この喜びを独り占めしてはいけない、何とか伝えたいと思うんだが伝達能力がないから困るなあ、と。本当にそんな気分になるよ。自分だけこんな楽しい思いをしていいのかと……（笑）。

和迩　でも、先生は院長という立場上やりにくいこともあるでしょ、自由にはできない。

山本　とくになりたてなので、ちょっと言ってしまうと、思ってもみない受け取られ方になってしまう。月三回みんなで往診に出るようにしたら確かに違うだろうと思うが、その提案を、どう切り出せばいいのかなと悩むわなあ。

和迩　でも、保健所の嘱託医など、いろいろなところがあるでしょ？
山本　そうだねえ。医者は一六人くらいだが、やっているのは四、五人だね。
和迩　二、三年は苦労されると思いますよ。きちんとした医療をしなければいけないという意識が強いですから、それを変えていくのはちょっと大変でしょうね。でも、保健所の嘱託医からの要望はありませんか？
山本　そこそこやっているはずなんだがね、やはり変えにくい。
和迩　対応が堅い、柔軟性がないのでしょうね。

幼少期の思い出・父親のこと

編集部　精神科医は治すことばかり考えていますが、ご自分のメンタルヘルスがおざなりになっている人が多いようです。精神科医は自分のメンタルヘルスを保つためにどうしているのでしょうか？　山本先生は、たぶん小さいころから愛情に満たされていたので、もう必要ないのではないでしょうか。先生の幼少期はどうだったかということに興味があります。
山本　僕は母親のおっぱいの味をまだ覚えているの。末っ子だから母のおっぱいを四、五歳まで吸っておった。田舎で幼稚園もなかったから、唐辛子を塗るとか、そういうことをするまで飲んどった。

僕は小さいころから役割を押しつけられていた。姉や兄は女学校や高校に行っていて、僕は小学生。農家の家庭で、祖母と祖父と父親が卒中やら喘息やらで、病気がちだった。母親が一人農業をするという状況だった。小学校のころは四キロの道を歩いて登校した。行って帰ってという通学も大変だけど、二年生から農繁期には学校を休まされた。小学校は授業料が要らないから「授業料がいらん者は家におって手伝いをせい」という家庭だった。

僕は自分が不要の人間じゃないかと思って、小学校二、三年生のころ、「なんで僕は生まれたんか?」と母親に聞いたことがある。そうしたら、母親もすごいもので、「もしも兄やじゃ」と言った。兄貴に何かあったら、そのときのスペアだというのです。でも、兄貴が元気だったから自由だった。

僕の育った村は無医村で、学校が終わってから隣村の医者のところに家族の薬をもらいに行くわけよ。そうしたら、必ず「どこから来たか」と言われて、隣村の子にいじめられるわけ。帰りにそのグループが遊んでいればいいのだけど、別のグループが遊んでいると、往復でやられる。ほんまにやりきれん。当時一学年一八人で、僕は級長だった。級長の腕章をちぎって捨てられたりしてな、学校へ行けば先生に怒られるわけよ。腕章は学校のもので、おまえのものじゃないと言ってね。そのとき僕は医者になろうと思った。医者になったらこの苦しみから逃れられると。そういう幼少期じゃった。

編集部　愛に満たされた幼少期という推論は外れてしまいました（笑）。

山本　でも、愛に満たされていたかというと、確かに母親には甘え切ったと思うな。

編集部　おかあさんに否定されたり、こうしなさいと進路を指示されたことはありますか？

山本　それはないな。僕は中学校のころワルかったんや。よう喧嘩をしておった。小学校の四年生くらいから上級生と喧嘩しておった。負けるに決まっているのにな。中学校に入っても喧嘩をしておった。喧嘩だけでなしに悪いこともしておったわけだ。中学校から汽車通学だったから、線路に釘を置いたり、石を持って乗り列車がすれ違うときに向こうの列車に投げるわけよ。列車往来妨害ということで親が呼び出されて、ひどく怒られたよ。

そのときに父親が僕に言ったのは、「もう何をしても止めん。自由にしなさい。親はもう一切何も言わない、もうこれでおしまい」だった。それからというもの、父親は本当に何も言わなかった。注意も一切ない。二年生のとき、友だちの中には履物がどうだとか、いろいろ怒られる者がおって、僕はその友だちがうらやましくて仕方なかった。おまえの親はいいなあ、いろいろ言ってくれて、と。その友だちは「おまえの親はいいなあ、何も言わんけん」と、そんなんだった。

編集部　でも、否定されないというのは、最高の愛情だと思いますが……。

山本　どうでもええと言ったらおかしいけど、自由にどうぞと言われても、ちょっと寂しいものがあるんだよ。

僕の親は学問がなかったから、ときどき面白いことを言った。医学部を落ちたときも「おまえは背が高すぎるから落ちたんじゃ」と言う。なんだろうと思ったら、何々先生も何々先生もと近所の医者の名前を挙げて、みんな背が低いという。まあ、えらい納め方があるなあと思ったけれどね、そういう親だった。

僕の家は、祖父も父親も養子だった。このことは僕にとってすごく影響していると思うな。母親は女だからいじいじする。自分の父親がいじめられるのを見て、それからまたお婿さんがいじめられるのも見なければいけんわけだ。それは、母親もつらかったと思う。

父親は面白い男で、土砂崩れ事故があって遺体を探さなければならない。そういうときに、みんないい加減にちゃちゃっと探して終わるのに、父親は一生懸命探したらしい。そうしたら、わが家とすごく資産格差があった家のお母さんがすごく喜んでくれた。なんで、親父のところに御礼に来たのかなと思ったら、そういうことだった。それから、うちの親父は地域の組合長をしておった。集落で全員米を供出しなければならない。子沢山の家があって、米を借りて食べるわ、稲が十分実らんうちに刈り取って食べていた。だから、供出のときにはもうない。そうしたら、うちの親父はその家の供出米もわが家で請け負ってあげた。そりゃ、おふくろも怒るわなあ。うちの食べるものがなくなってしまうと怒っても、しょうがないと言って供出した。僕はそのとき、親父を認めたなあ。
もうひとつ親父が面白かったのは、泥棒をして刑務所に入った人がいて、大工さんだった。刑を終え出所してきたが、田舎だから仕事がない。そうしたら、親父がうちの台所の仕事をしてくれと注文したわけ。台所といったら家のいちばん大事なものを置くところや。「泥棒に仕事させたらどうなるかわからん」とおふくろが怒って、夫婦喧嘩やなあ。でも、親父はもう頼んだんだからと言って譲らなかった。親父は自分もいじめられた経験があるから、そういうふうだったなあ。だから僕は、いま親父の真似をしとるような気がする。差別された人を何とかしないといけないという気になったりするのも、親父譲りかなあと思ったりすることがあるなあ。

編集部　おとうさんは何をなされていたのですか？

山本　農業をしながら同和鉱業という鉄鋼石の工場に勤めていた。だから、人より二倍働かなければならなかった。祖父は木挽きといって、農業をしながら家を建てるという、ダブルでやっていた。曾祖父は家や田んぼを相続したが、兄弟の嫁さんにハシッタ人がおってな。小作は税金を払わんでもいいが、地主は税金を払わないといけんからと、もう一回小作に戻って、うちが管理することにしたらしい。そうしたら、ほんとうの小作になってしまった。それで今度は買い戻さにゃいけんわな。それに二代かかったと、おふくろが言っていた。だけど、それを全部働いて買い戻した。あそこの田んぼ、ここの田んぼといって、家を真ん中にして連続して田んぼが確保できなかったのは、いったん小作に戻したからだ、そういうことがあったとおふくろが教えてくれた。そんな家で育ったんや。

和迩　おとうさんは徳がある方ですね。

山本　父親のことは、僕の家内に大事にしてもらった。おふくろにはきつく言われたがね。おふくろが僕の家を見に来たときは、家の中をじっと見回して「これも、わっちの家じゃ」と言って帰りよった。田舎の家も「わっちの家じゃ」と。

精神科医のメンタルヘルス

編集部　先ほど話題に出ました精神科医自身がつぶれてしまうということは、先生はどうコントロールされているのでしょうか?

山本　それは全然心配いらんのよ。ちょろちょろと患者さんからエネルギーをもらうから。こっちが一〇出したから、今度は何かで一〇もらうとか、そういうことはないんだよ。ちょろちょろと小さなものを交換し合うんだな。

編集部　でも、もらっていることに気づかなければいけないわけですね。

山本　そうかもしれんなあ。小銭のやりとりみたいなもんだな（笑）。ほんとうに、どぼんというようなものはないけど、ちょろちょろとある。

和迩　それで自分が徳を積んでいくのですね。

編集部　セルフメンタルヘルスは、ちょろちょろと小銭をもらう、ということですか？

和迩　これほどありがたいことはないと思いますね。

山本　ほんとうに小銭がいいんよ。大銭だったら、どうするかと考えないといけんだろ。

和迩　また、変な気持ちが湧き出してきますからね（笑）。

山本　患者さんや家族からよく聞くんだけど、「あんたらはちょろちょろと元気をくれる」その元気というのは、わくわく感じゃな。ちょっとした驚き、「おお、この人がこんなことを言った」とか、そんなのが面白いんじゃよ。

ときどき楽しいことがあったりすれば、そんなに体力は消耗せんわな。朝八時ころ排尿して、ずっと排尿なしで診察する。でも、終わったと思ったら早く行かないともたない。途中で行けばいいのにと自分で思うけど、尿意を感じないときがあるからなあ。

とくに患者さんと話していて面白いのは、夢の中で自分ができる世界とか、何かから外れるという話。そういうものがわーっと出てくると僕の想像を超える。そうすると、面白いということになるわけじゃ。それにまた、患者さんは難しいこと言うしなあ。三次元だ、四次元だとか言い出したら、こっちは頭が回らん。だけど、彼らは必ず統合してくれる。自分の体験を語りながら統合を整えている。体験談をしながら、いま生きていることを認識していると思うと、面白い。

往診のいいところは、こちらに力がないことだと思う。往診は二人で行ったりするが、徹底的な力、目に見える力など持っていない。力のない者ができることはたかが知れている。それが往診のいいところだと、僕は思うな。なまじ力があると、やっぱりその力を使いたくなる。努力して力を身に付けたのだから、それを使ってみようと思ってしまう。でも、力がなければしょうがないわなあ。

和迩 たしかに医者は無力ですね。

山本 でも、力のないことの良さもあると思う。それが往診の大事なところではないかと思うなあ。往診に五、六人で行くこともある。暴れるのを制止しようとなると、五、六人でも太刀打ちできんがな。そういう往診を夜中に何回もしたことがある。でも、準備を整えてどっと乗り込んだら、「いらっしゃい」みたいな対応をされて、腰砕けになるような場合も多々あった（笑）。それに、力がなかったら自分の持っている力は全部出さなければいけないと思うから、必死になれるわな。その必死さというのは患者さんにも伝わるんじゃ。

和迩 患者さんの気持ちに、必死に応えようとするのですからね。

護摩祈願体験で得たこと

山本　比叡山に行って護摩を体験したこともある。診断して、患者さんに副作用が出る薬を出し、副作用が出たからと注射をしてまた薬を出したら、「まだ金をとるのか」と言われた。「失敗したら、失敗した人の責任で修理しなければならないのに、失敗したのにまた金をとるのか。そんな計算は成り立たない」と患者さんが言い出し、「そんな計算をするより比叡山にでも行って修行して来い」と言われてね。

僕も軽はずみな人間だから、それはいいと思ったのだが、二週間後に患者さんが来て「比叡山に行ったか」と聞くので、「まだ行けてない」と答える。また次に来て、行ったかと聞かれる。それで、今度また言われるくらいなら、比叡山に行ったほうが楽だと思って行ったんじゃ。

護摩を焚くための護摩木が並べてあるので、世話をしている人にいくらですかと聞いたら、「いくらでもいい」と言う。護摩木は何本もらったらいいのか聞くと「何本でもいい」と言う。たくさん護摩木をもらって、たくさん願いを書いて出せばいいと思ったんだが、あまりにも欲深いということで願いが叶わないかもしれい。どうしようかなと迷っていたら、「諸願成就」と書いて一本もらっている人がいた。これはええやと思って、そう書いて、お金を出して護摩木をもらった。

お坊さんが護摩を焚くのだが、護摩木をくべるときに真言を唱える。真言を唱えながら、自分の護摩木をぽんと入れるときくらいは一生懸命拝まないけんぞと思ったわけ。人のはどうでもいいけど、自分のときだけは力いっぱい拝まないといけない思っとったんだけど、いつ炊くかわからない。だから最初から最後まで拝まないといけんのや。そのあと、和尚さんが僕らの坐っているところへ降りて来る。御加持というのかなあ、数珠で頭や背中をなぜて、それで終わりになる。

護摩木を焚くから和尚さんは汗びっしょりや。そのとき考えて、和尚さんに言うたんじゃ。「患者さんに護摩を焚いてこいと言われて来たのですが、何を学んだのかを彼に伝えないといけません。自分さえよければいいということではどうにもならんということを護摩は教えている。さらに、援助する者の一生懸命さは大事だ。和尚さんの汗を思うと、僕らは汗をかくほど一生懸命面接したことはない。だから、援助する者が援助される者と一緒になることが大事なんだ。私はこのように思いました。どうでしょうか」と聞いたら、和尚さんはただ一言「ご随意に」と言った（笑）。何の答えもあれへん。でも、帰って患者さんにそういう話をしたら、すごく喜んだ。「あんた比叡山まで行って、えらいことを勉強して来たんやなあ」と感心してくれた。

いまだに護摩の意味は自分勝手にそう思っているのだけど、お坊さんが言ったことで面白かったのは、「どういう説教をするのか」と聞いたら、説教はしないと言う。説教しないでどうするのか言ったら、もっぱら聴くと言う。そして、話を聴いて「私もそう思う」と言うという。自分と違う意見も言われるけれど、自分と同じ意見を言ったときだけ「私もそう思う」と言うのだそうだ。時間が経つと、自分から私はこうしようと思うと方針を述べるので、自分もそうしたらいいと思ったときだけ、「私もそう思う」と言うらしい。そうすると、帰って自ら実践し、それで御利益があったと、また参られるというんだよ。僕はこんちくしょうと思って、「私もそう思う」と言えない人が来たらどうするのかともう一度聞いたら、そのお坊さんは一生懸命、ただ聴く。そして、時間が来たら「今日はこれまで」と言って帰ってもらうのだと言った。

帰ったその人はどうするのかと聞くと、お母さんやお父さんにどこ行ってたのかと問われて、比叡山に行ったと言う。それでどうした、坊さんに話を聴いてもらった。お坊さんに何を言ったのか。毒が入っているとか、近所の者が攻撃するとか、幻聴が聞こえたことを話した。そうしたら、親は「おまえは調子が悪くなったから、医者に行かにゃいけん」と言って、医者に連れて行ってくれる。そうすると、再発したということで薬を増やしてくれる。でも、ある患者さんにはこれが通じなかった。自分の話を聴いてくれないと、また比叡山に行った。

比叡山に行くと、少しずつ「私もそう思う」が増えて来る。それで「僕はもう反抗しません、わかりました」と言ったというのです。

いい話だね。最もわれわれ精神科医に必要なことを教えてくれている。だから、患者さんの言う通りにしてもいいことがあるんじゃな（笑）。そう思ったら気が楽になったので、僕らは何回も比叡山に行ったよ。グループだったり、千日回峰行の行者の後をついて回ったりしたこともある。

編集部　山本先生も一緒に行かれるのですか？

山本　僕は寝とったけどな。守谷さんは夜中に起きて、千日回峰行の行者と一緒に比叡山を一日走った。

僕は人間が悟るといったら、ヘチマがたわしになることだと思っていた。ヘチマたわしは握ったら小さくなるし、ぱっと離したら元に戻る。濡れていても振れば乾いたようになる。自由自在じゃ。これが悟ったということやなと思って比叡山に行ったんですよ。そうしたら、ちょうど悟りの話になって、「私はヘチマがたわしになったら悟っていると思う。どこから皮をむくか、どうやって実をとるか、それがわからないので来た」と言ったら、「全然違う。そんなことじゃない」と言われてな。百八つの煩悩があることを自覚することが悟りに近づくことで、自分は煩悩はないと言い出したら、悟りから遠ざかることだと言われた。だから、行きは悩みが多いと話し合っていたけれど、帰りはみんな明るくなって、「このままでええんじゃ、なんちゅうことないわ」と言いながら、楽しく帰った。

僕もいま、患者さんに同じことを言っている、このままでええんだと。このまま自分の好きなことや、楽しいこと、したいことを大事にして、一生懸命生きてみようや。僕の頭の中はどこでどうなるかわからんわけよ（笑）。

患者さんとの関わりの中で、自分が予期せんような展開もあるが、それが面白いんじゃ。患者さんは別の体験をしとるから、自分と違う発想がある、それが面白い。そして、訪問したら、患者さんだけではなく、静かにさせろと文句を言う近所の人もいるし、多様な人と出会えるからなあ。

和迩　精神科の医者というのは、いちばんたくさんの人と出会っていますね。こんな仕事って、ほかにないでしょうね。

山本　そう、多様な人と出会い、経験せんことばっかりしておる。でも、それが財産じゃ。

和迩　一日一〇〇人とか、全然違う体験をさせてもらえるのはありがたいことですね。

山本　つながりとか、助け合いとか、そんなものを求めているのでしょうな。最後は死んで行くが、つながりを確認したうえで死んで行くのと、そういう感覚を味わえずに死んで行くのとではまったく違うんじゃないかなあ。まあ、人薬（ひとぐすり）というのはいい。その人を中心に何人の人間が集まれるかというのは、患者さんの社会復帰を示していると思う。人間として生きているという状況のな。

（二〇一七年六月八日）

第2部 報告

私たち、土足で入っていませんか？

――多職種協働の訪問看護から

［まきび病院訪問看護部］

深井久仁子（作業療法士）　上山ひとみ（看護師）

河合真由美（看護師）　前原敬子（看護師）

梶元紗代（精神保健福祉士）

はじめに

一九七五年、梶元は精神科ソーシャルワーカー（ＰＳＷ＝現精神保健福祉士）としてＴ精神病院に就職した。当時、勤務医だった一色隆夫（現まきび病院院長）、和迩秀浩（現わに診療所所長）、佐野普（現まきび病院副院長）たちが精神医療改革に取り組み、病院の開放化を進めていた。

ある日、鴨方町を担当していた和迩先生から地域家族会総会への参加・出席を誘われた。鴨方町は三人の先生方が就職したころ、なかなか退院できない入院患者を目の当たりにし、地域の状況と生活を知りたいという思いで、町の保健婦だった故三鼓栄子（元まきび病院総婦長）とともに、一軒一軒家を訪問して家族や本人から話を数年にわたって聴かせてもらった町だった。そして、家族の集まりをつくろうと自然発生的に県内初の地域家族会ができたのだった。その総会の中で、病者を抱えて地域で暮らす家族の苦しみや辛さ、不安を聴いたのは、病院の中だけでしか精神医療を考えられなかった私にとって衝撃的な出来事だった。

もっと地域に出たいと強く思ったが、残念ながらＰＳＷが外に出て仕事をすることなど、まったく認めてもらえなかった。そんな悶々としていた私を、地域に誘い出してくれたのは保健師さんたちだった。エネルギッシュな彼女たちは「自分の担当地域から入院者を出さない」

「入院しても早く地域に戻す」という意識で仕事を展開していた。調子を崩せばすぐ医師と一緒に訪問に行き、緊急に入院しても、しつこく面会に来て退院の準備をした。

その彼女たちが、保健所デイケアに出席依頼の公文書を出してくれたのだ。出張というかたちで保健所に出向いた私を、すぐに訪問に連れて行ってくれた。山奥の崖道を車で頂上まで走り、「冬は命がけよ。通院できないときは代わりに薬を届けるのよ。こんなに遠くから病院に通うのは大変なのよ」と教えてくれた。単に病院で待つだけでは地域や生活状況はわからない。訪問の大切さや家族との接し方を教えてくれたのは、このすごいパワーの保健師さんたちだった。そして、これらの出来事が私の訪問の原点となった。

こうして、私の中に保健師は地域で生活する家族や本人の強い味方であるという刷り込みができたのだが、二〇〇一年、県が各保健所の統廃合を進めたころから保健師の顔が見えなくなり、精神保健福祉法が改正されるたびに地域管理が強化され、強制医療の入口を担う職種というイメージに変化してしまった。これは保健師の資質云々というより、国の施策の影響だと思うのだが……。

（梶元紗代）

訪問看護部の立ち上げ

一九八一年、二四時間全開放病棟の「まきび病院」が開院した。「自己完結しない医療の場」を展開するため、治療者と患者という関係でなく、個人と個人の関係性を大切にし、発展させることを基本に個別担当を重視してきた。入院中から退院後の生活支援まで一貫して担当し、職種の違いを超えて連携してきた。

しかし、開院以来三〇年を過ぎた今日、回転ドアのような再入院は、家族・財産・居場所・仕事・人間関係・生きる力など失うものが多く、生活支援は複雑になってきた。さらに長期入院者の増加や、高齢化による身体疾患も併発し、介護業務が増加した。そのため、看護師が日勤帯で訪問に出かける余裕が以前より少なくなってきた。当然、在宅で生活している人たちにも同じ問題が起きてきた。これらの事情から訪問専門に動き、病院・地域も含めた全体のコーディネートをする部署の必要性が考えられ、生活支援を大切にすることを目的にする、コメディカルが中心となる訪問看護部がスタートした。

（梶元紗代）

「ここでずっと住みたい」を受けとめて

山の上で一人暮らし、通院も服薬もしないAさん

Aさんは七〇代の女性だった。自宅は山の頂上。被害妄想のため電気、ガス、水道、電話をすべて止め、ゴミに囲まれて生活している。

一〇年以上前から親族に「盗聴されているから電話はしないで」「家に入らないで」などと言うようになり、近所に対して「悪口を言われる」と庭先に立ったり、自転車に石を投げたり、たき火をしてボヤを出したこともあった。

近所からの苦情や火事の心配などから、親族が相談に来院。だますようなかたちで診察を受けさせたため入院拒否は強く、強制的な治療介入より、緩やかに医療につなげる目的で訪問を始めることを話し合った。幸い本人は拒否しなかった。

訪問開始当時は、「病気ではありません」と強く警戒していたので、医療のことは話題にしないように心がけた。「何もしてもらうことはありません」と怒鳴られることもあったが、「めちゃくちゃです。本当に困っているんです」と、周囲から「ガス攻撃」を受けていることなどを話してくれるようになった。買い物は七~八キロの坂道を自転車で行っている。一緒に買い

物に行くことや、片付けを提案しても「自分でできるから」と断られた。体調も心配で、医師や看護婦と一緒に訪問することもあったが、最近はあまり抵抗もなく、私たちが病院職員であることを了解し、受け入れてくれている。

Aさんは、元来世話好きで、ユーモアがあり話好きな性格で、自身の体験談や昔学んだことを熱心に教えてくれる。和んだ雰囲気も増えてきた。「外部から人が来ているときは攻撃が止まっているんですよ」という言葉も聞かれた。心配して訪ねてきた親族と笑顔で雑談したり、近所の人が広報紙を届けに立ち寄るという変化も見られている。

Aさんのかかわりの中から実感したことは、私たちが冷暖房完備でもっと利便性のある、快適で理想的な生活を考え、その実現をめざし、その方向に誘導しようとしても、こちらの思うようにはいかないということだった。Aさんにとって、山頂の生活がどんなに不便でも、自分で自分の生活をつくっている。自分の力で乗り超えているという実感が、生きる力となっている。幻覚・妄想に対して、薬物療法を行なうことも大切だが、大きな負担や恐怖心を与えないかかわりを継続することは、本来持っている本人の健康的な部分を強化することにつながり、自分自身の力で良くなっていくのだと感じることができた。

しかし、このようなかかわりは、なかなか目途が立たず時間が長くなってしまう。効率性や評価がつねに求められ、そのことに慣れてしまってかかわりが雑になったり、もっと医療従事者らしいかかわりがあるのではないかと悩み、不安からこちらの治療方針に誘導しようと強引になる危険性がある。私たちは不安を抱えながらもかかわりを続け、つねに相手の生活圏に踏み込んでいるということを忘れてはいけない。

最後に、Aさんのことを発表させてもらえないかと遠回しに尋ねると、Aさんのほうから「こんな攻撃の中で頑張ってやっていることを伝えてください。みなさんも頑張ってください」という言葉をいただいた。

（本稿は、第五九回日本病院・地域精神医学会総会分科会で発表した原稿を手直ししたものである。

深井久仁子）

いつ倒れるか、毎回ドキドキしながら訪問するBさん

五〇代の男性Bさんが一人暮らしをしている家は、樹木や雑草に覆われた広い庭がある。昔は手入れの行き届いた端正な庭だったのだろう、ところどころに花が咲き乱れ、草花や昆虫が大好きなBさんを楽しませている。

大学時代に発病。父親は早くに亡くなり、母親も高齢者施設に入所したあと数年前に亡くなった。二十数年前に当院を受診し、入退院を繰り返している。彼をいちばん苦しめるのは「強迫神経症」の症状で、何度も何度も確認行為をしないと次の行動に移れないことだ。大声で確

認する姿は、本人だけでなく周囲にも影響を与えていた。

訪問開始は一四年前である。同居していた母親とのトラブルがきっかけで市の保健師が介入。当院より外来看護師、相談室所属の男性保健師、母親のケアマネージャの四名が合同訪問した。継続して病院より訪問することをしぶしぶ了承し、母親のヘルパーも週一回から二回に増えた。市保健師と連絡をとりあいながら定期的に訪問を開始した。その間、母親は認知症が進行し、施設に入所。本人へのヘルパー派遣を週三回とし、一人暮らしが始まった。

障害年金と生活保護での生活費は、ほとんど食費と二〇本の麦茶のペットボトルに消えてしまう。お金が無くなると入所中の母親に小遣いをねだりに行くなど、親子関係は支援者を不安にさせたが、本人の跡継ぎとしての自覚は確固としたものがあり、「僕が一人で母の葬式をしなきゃいけないんです。お金は無いけど、きちんとしたいんです」といつも言っていた。

五年前、保健師の業務多忙のため、定期的な訪問ができる訪問看護部に担当が替わった。長い期間庭の草刈りを一緒にするなど、きめ細かなかかわりを続けていたので、抵抗もなくスムーズに交替することができた。

夏でも冬でも「僕が外に出て草や木を手入れしていると近所の人が優しいんです。だから毎日外に出るんです」と、庭や近くの先祖墓の掃除をしていた。そして、母親が亡くなったとき、施設の職員やホームヘルパーの援助もあったが、見事に喪主としての役割を果たした。そのことが本人の自信にもなり、私たちも彼の型破りな生活に慣れてきたのか、よぽどのことがないかぎり、彼のやり方を阻害しないかたちで支援した。行きつけの郵便局や銀行は、長くかかる確認行為のために、窓口をひとつ彼のために開けて対応してくれている。

入浴は月一回、偏った食事、大量の飲水で水中毒で倒れるんじゃないかと毎日ドキドキしながら訪問していた。毎年冬には寒いと言って入院していたが、一年前から畳を替えたり、失禁で何度も洗濯をするので、ヨレヨレになった布団を新しいものに買い替えたりした。

気持ちのいい環境が整ったせいか、そのころから「僕はこの家にずっと住みたい!」と入院をしなくなった。相変わらず草木の剪定はするが、誰かに止めてほしいような以前の病的な強迫行為は感じられず「これが僕の流儀です」と余裕をもって生活するようになった。私たちも訪問するたびに「庭の花が咲いていていますよ」と声かけして入れる余裕も出てきた。

彼には多くの支援者がかかわった。最初は、何とか一人暮らしを維持させたいという保護的なかかわりであったが、今は本人の力と再生を信じることができる訪問になってきた。一人一人は無力だが、地域の機関や本人が持つネットワークと連携しながら訪問を続けることが大切だと思う。

生活支援は底が深い。人の人生はそんなに簡単に長期目標・短期目標などとケアプランを立てられるものではない。最初のころは見えなかった家族の問題が、時間が経つにつれて次々に現われてくることが多い。このような多問題家族の場合は、本人のみでなく、家族に対しても丁寧に対応していく必要がある。

看護師として「生命を守る」ことは大前提である。身体の変化も細かく観察し、相手のペースで話を聴いていく。そして、その人の人生・生き方・暮らしも含めた「いのちを守る」支援が必要だと痛感している。

（上山ひとみ・前原敬子）

県内当事者運動の先駆者、「寂しい、甘えたい」が口癖のCさん

Cさんは七〇歳の男性である。大学卒業後、就職するも一カ月で退職。再就職後、一人暮らしを始める。友人から遊びに誘われた夜、「突然、頭の中に声を入れられた」感覚になったという。声に指示されながら街中でフラついているところを警察に保護され、精神病院に入院となる。母親が岡山出身だったので帰郷し、山本昌知先生が所長をしていた「精神保健センター」に通院することになった。愛媛の「ごかい」、広島の「モスク」の見学を勧められ、そのことがきっかけで当事者活動を始める。スピーカーズビューロー（当事者の講演活動）やシンポジウム、映画の撮影などでも、当時では少数だった実名で活動した。しかし、当事者活動や人間関係に疲弊し、少し距離をおきたいと六年前NPO「マインドこころ」が建てたケアホームに入所した。その後、同じNPOが契約しているアパート（グループホーム）に移り、現在は一

人暮らしをしている。食事作りと片付けが苦手で、すぐ散らかるため、食事は宅配弁当とコンビニの弁当、たまに病院のデイケアを利用している。

「マインドこころ」より世話人が週二回、当院より精神保健福祉士が週一回、身体ケアのため看護師が月一回訪問している。私がまだ新米のPSWだったころ、山本先生や一色先生、和迩先生など、錚々たる医師たちに交じって、当事者の立場から意見を言うCさんは近寄りがたい存在だった。その言葉の当事者性は何よりも重く心に残った。

「本当は近所に人のいいおばさんがいる食堂があって、そこで食事をしながら一杯飲んで、いろんなことを気楽に話せる場所がほしいんですけどね。一人は寂しいですよ」

私への訪問要請はもちろん、おばさんの代わりではなく、「マインドこころ」の若い利用者の中で自分が浮いていると孤立感を強め、居場所を模索しているときだった。

「訪問って、食事を作ったり、片付けすることだけじゃないでしょ。僕には人が必要なんですよ」、「退院促進や地域移行は、結局、民間病院である以上、利益を追求するわけだから進まないでしょう」などと講演会や話し合いの中で意見を言っても、今の当事者運動のスタイルからは完全に浮いて嫌がられている（と思っている）。

「何か下手なんですよね、やり方が。同じNPOのDさんは、本当に自然に地域の人に挨拶し、話しかけて受け入れられている。ああいうのが本当の当事者運動じゃないかと最近思うようになってきました。運動している人の中には、精神障碍者は優しくていい人たちですよと、ひとくくりに伝えることが多い。でも、これは反対に疎外する人たちが精神障碍者は怖い。何をするかわからないとひとくくりで伝えるのと同じじゃないかと思うんです」

Cさんの若いころのような闘い方と違うやり方に悩んでいる。

「人間にはわからない世界があるんです。一般論でそんなことがあるはずないとその世界を否定するのはどうかと思うんです。とくに精神医療は西洋医学の絶対視は危険だと思います。わからないから隔離してしまうことにつながる危険性がある。一人一人違うんですよ。普通の人と同じ地域で、もっと楽に生活できたらいいんですけどね。僕はここに来て本当によかった。医療から離れて当事者中心の、人的にも時間的にもきめ細かいケア体制があるでしょ。とくに年をとると必要だと思いますよ」と、いろんな思いを抱えて真備町（かつては岡山県吉備郡。現在は倉敷市）に来て出会った新しい仲間や、生活する場所に溶け込もうとしているCさんの再出発を語ってくれた。

「精神病院は、せめて八時間は開放して、季節がわかるように外にもっと連れ出してほしい」と、いつまでも正攻法で辛口の意見を言いつづける昭和のにおいのするCさんと語り合うことが、自分自身にとっても生き方を考えさせられる大切な時間となっている。（梶元紗代）

おわりに

正直、私は生活支援を甘くみていた。若いころは家族や当事者も困難を乗り越える力が十分あった。少し寄り添うだけで、ちょっとの手助けで問題は解決した。「いい仕事をさせてもらっている」と自己満足していたこともあった。しかし、今ではとても医療だけでは荷いきれない生活問題や家族の問題が生じてきている。訪問というかたちで相手の生活の中に入っていくことの責任の重さに気が重たくなることも多い。それでも「ここでずっと生活したい」「普通に生きたい」という思いを何とか一緒に叶えていきたいと、私たち訪問看護チーム全員は強く願っている。

私たちはバックに病院を背負っている。それは「強制入院」をさせられる不安にもつながっていく。地域で生活する人が安心して医療を受けるためには、安心して休める開放的な病院でありつづけなければならない。そのためには、地域もよくなり、病院も変革するという両輪で進化しなければいけないと思う。

Cさんに「まきび病院もいい加減、病院を解体して地域に分散させたらどうですか。緊急で受ける少しのベットがあって短期で退院させて、あとはこんなふうに訪問してくれればいいんですよ」と、いつも言われる。さすがに即とはいかないが、気持ちはすべての精神科病院がそうなればいいのにと思っている。

真備町内にNPO「マインドこころ」が当事者を中心に活動を展開しており、開設したケアホームやアパート（グループホーム）には、退院して一人暮らしができるとは思えなかった人たちも助け合って生活している。そこでの主役は当事者であり、私たちの予想を超える力を持っているとあらためて思い知らされる。町を車で走っていると、顔なじみの人たちが歩いていたり、自転車で走っていたりと、すっかり町に溶け込んでいる。ここは将来、高齢者やハンディをもっている人、一般の人も含め、多様な人たちの住む町になるかもしれない。そんな予感がする。

私たちも相手の生活を侵蝕しない、精神疾患を抱える人たちが希望をもって人生を送る、それを邪魔することなく後方支援をする、そんな医療従事者として分をわきまえ、「私たち、あなたの家や心の中に土足ではいっていませんか?」と、つねに問いかけながら訪問をつづけていきたいと思う。

最後に、出版にあたってこころよく転載を承諾してくださった皆様に感謝申し上げます。

（梶元紗代）

第3部　実　践

往診・訪問看護の四季

——精神医療を歩く・パート2

わに診療所往診日誌

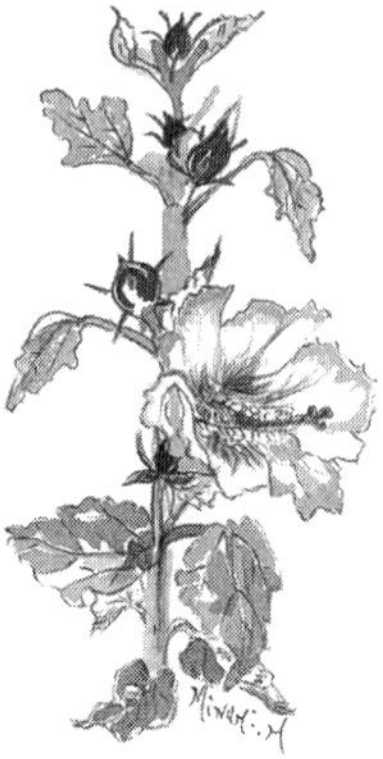

はじめに

『精神医療を歩く―私の往診記』を書いて五年が過ぎた。前著は医師の往診を中心に書いたが、実際は看護師、精神保健福祉士、作業療法士、臨床心理士など、多職種のスタッフと共同で訪問することが多いのである。今回は「往診・訪問看護」という形態の地域精神医療について記述したい。

現在、精神医療に、分断された「私」と「他者」の関係を切り結ぶという視点が問われている。精神医療がシステム化され、システムに患者を合わせるようになっていないだろうか。Aさんのシステムと Bさんのシステムは違う。システム化によって「関係を切り結ぶ」ことがいっそう困難になっているし、「他者への眼差し」が持ちにくくなり、気がつけばより圧倒的な「排除の構造」ができあがる。その構造を、おおまかに以下のようにまとめてみた。

1　関係性としての病

「関与しながらの観察」は診察室を離れ、患者の家では「観察されながらの関与・関わり」に逆転する。私たちは「観察されていること」をじかに感じるが、その逆転はとても大切なことである。

「私が処方する」のではなく「私を処方する」ことが問われるのである。

「どうか私に匙を投げないでください」

2　訪問

医師の往診だけでなく、他のスタッフや他の施設との共同訪問は、それだけイメージが膨らみ、患者を見る視点や関わりが豊かになる。

3　自室に入ること

自室は本人の最後の「砦」なので原則として入らない。今回は「やむをえず入った」事例もあるが、関わりは「最小限」であるべきだと思う。

4　「病識」について

「病識がない」から「受診しない」という、医師の偏見がある。どうも医師の考える「病気」という事実と、病者の「真実」は違うのである。

5　生活支援について

一人暮らしの人がラーメンばかり食べるので宅配弁当を提案して、一カ月後に下痢ばかりすると言う。「ラーメンは脂っこいからだ」と言うと、「汁は飲まない」と叱られた。その人固有の食生活や嗜癖や生活スタイルがある。その人固有の文化は「病」を癒すが、一方的な「支援」はその人らしさを奪う。

6　こだわりについて

往診や訪問になぜこだわるのか。「疲れないか」と聞かれたら、病者のほうがもっと疲れているだろうし、生きるのに理由は要らないと答えることにしている。

7　「病者」の前に「人」であること

「精神疾患」を持つ人という理解ではなく、「人」として関わることが大切である。どうか私にも荷物を背負わせてください。

往診・訪問を通して、病むこと、暮らすこと、精神科医療のリアリティを描き出すことを目的とした今回のエッセイは、必ずしも事実のみを伝えればよいというものでもないと考えている。そのため、地域名や個人名を特定できないように配慮した。人物や地名などはアルファベット表記とし、細部にわたって種々工夫を施した。

晩春の桃《もも》

三月も終わるころ、定時制に通う一六歳の長女、高校二年生の両親が「二週間前から急に無口になった、食事も一日一食、無言でずっと寝ている」と保健所に相談に来た。

父親は一六歳のときから筑豊の炭坑で働いてきた。炭坑が閉山になり、四二歳で倉敷の水島コンビナートに就労するも、間もなく持病の腰痛が悪化し、工場勤務をやめる。Aさんが一三歳のときだった。母親は思ったことをぽんぽんと言う人だった。妹はパート勤務。保健所の保健師の話では「一カ月前より関わり始めたが、問いかけに反応がなく、無言でずっと寝ている、状態がわからないので、どう関わってよいかわからない。往診してほしい」という。

保健師と当院の女性の精神保健福祉士と保健所で打ち合わせをした。Aさん宅には、果物の高級品である清水白桃の果樹園がつづく山裾の道を行く。白桃の花も大きな蕾となり、開花と同時に受粉が始まるのだろう。Aさん宅は日当たりが悪い戸建ての長屋の外れにあった。玄関は物置になっていて入ることができず、父親が「ここから上がってください」と擦りガラスの戸を開けた。父親はＴＶドラマ「暴れん坊将軍」を大音量で見ている。「心配ですね」と声をかけると、「疲れているのでしょう」とそっけない。テレビのある部屋の横がトイレで、その隣りがＡさんの部屋だった。妹の部屋とはカーテンで仕切ってある。Ａさんは六帖もない自室で横になっていた。入口は狭く、一人が坐るのが精一杯。保健師が紹介してくれ、当院の精神保健福祉士がＡさんの布団の側に行き、声をかけるが返事はない。

患者さんとコメディカル・スタッフとの関係づくり

その日から、保健師と当院の精神保健福祉士が一日置きに訪問を開始した。私は週一回の血圧測定と「いまはゆっくりして、元気になるのを待つこと、横着ではないんだから体と気持ちを休めよう」と話す。血圧・脈拍も問題はなく、腱反射や四肢の強剛もない。とりあえず脳や神経疾患は否定できるが、まだ抗精神病薬を勧めるのは早いと思い、Ａさんと保健師・精神保健福祉士との関係づくりを開始した。

関係といっても、言葉ではなく、訪問と傍に少しでも寄り添う関係だ。

Ａさんに保健所の保健師と当院の精神保健福祉士の訪問をつづけ、「必ず良くなる、良くなるまで傍にいる」という方法で「私たちを処方した」のである。いささか重装備の訪問だが、注射や薬もなく、Ａさんに「問う」「聴く」かたちを避け、こちらからは「今日は来るときパンジーが咲いていた」といった、さり気ない言葉を語り、ちょっとした手土産を持ってゆくソフトの訪問だった。

その人の状態が把握できず、かつ緊急性を要しないときは、本人にとって何が「侵襲性」となるかを理解しておくことが必要だ。どんな往診・訪問でも「侵襲性」はあるからだ。

「一日にパンかスナック菓子の『森の動物』、水分も少し、トイレはだれも見ていないときに二回くらい行っているようだ」と父親の話。そっけないと思った父親だが、枕元にお菓子やペットボトルを置いていた。口数が少ない父親に比べて、母親はおしゃべりだった。「あれやこれや言っても駄目だろう」と父親が諌める。

週二回は保健師、週三回は精神保健福祉士が訪問。Aさんの好きそうなラジカセのテープを持って行ったり、クッキーを枕元に置いたりした。枕元には中森明菜や松田聖子のテープが転がっていた。当院の精神保健福祉士も安室奈美恵やドリカムのテープを持って行き、小さい音でかける。もちろん、Aさんの表情や態度を見ながら一曲だけかける。愛とか恋の曲は避けた。

三週間目、相変わらず無言だが、食べる量と水分が増えたのを確認して、「体が元気になる薬を使ってみよう」と提案した。水分が少ないと悪性症候群が出る場合がある。服薬は父親に依頼した。枕元に一回ずつ持って行き、「先生が飲めば元気になると言っているから飲むように」と、さらっと勧めてくれた。週一回が週二回、三回と増える。

三カ月ほどしたころから、少し表情が出てきた。食事の量も増えた。薬も一日一回は服用するようになった。学校には一年時担任の女性教師の持ち上がりを要請していた。四カ月後、担任の先生に訪問を要請した。決して「学校や先生が待っている」といった登校強迫をしないことを条件に、数回、訪問を依頼した。

「引きこもり」は均一性と同一性を求める「学校の病」

いわゆる「引きこもり」は、「引きこもることで守れることもある」と思っている。これ以上傷つきたくない、嫌な思いはしたくない、人間不信になりたくない、他人や集団に合わせてばかりで自分を失いたくないなどのために、意識するか、しないかは別として、彼らや彼女らは引きこもる。一見引きこもりは家で何もしていないように見えるが、懸命にいろんなことを考えている。不登校の子どもたちは布団の中で登校する。朝の登校のチャイムと共に眠りに入り、下校のチャイムと共に起きるのは、少しでも布団登校を避けるためだと思っている。「安心して引きこもれるか」が問われている。

最近は、ネットで世界中の情報を収集でき、SNSでコミニケーションもできる。だが以前と違い、ネットに書き込みをされ、傷つき、裏切られ、不信感を強める場合もある。私は、生涯引きこもるエネルギーを持った人に出逢ったことがない。

以前は不登校の子どもたちにも往診していたが、均一性と同一性を求める「学校の病」と捉えてからは担任と保健室の先生に訪問を任せている。そして、せっせと手紙を書くことと保健室登校の保障を依頼している。登校強迫は決してせずに、「見捨てていない」というメッセージを送ることが大切である。ただ私見では、なぜ自分を生んだのかと親に暴力が出て責める場合と信仰や占いや哲学書を読む子には往診することもある。「自我同一性・自我障害」の問題を抱えている可能性があるからだ。

当院の精神保健福祉士は訪問しても変わらない症状に焦りと戸惑いを感じていた。私は「訪問して何かができることより、訪問そのものを継続することに意味がある」と、自問するように言っている。

訪問でもう一つ大切なことは、訪問するスタッフに対して他のスタッフがエールを送ることだ。変化がない事態がつづき、当面の目標が見えないと訪問するスタッフも戸惑い、士気が落ちることもある。そのとき、他のスタッフが何かイメージを出す、気持ちのエールを送ることが大切だ。当院のミーティング、ケース会議では自分の担当していない人のイメージを思い描くことを大切にしている。

いつの間にか、卯の花の匂う六月になった。白桃は直射日光が当たらないように袋掛けをする時期だ。これからの気温で桃が美味しく熟れるのを待つ。陽の当たらないAさん宅も初夏の風が吹いている。

その年は空梅雨だったが、この日は朝から小雨が降っていた。診療が終わった二〇時過ぎ、カルテを整理していると、当院の精神保健福祉士が訪問から帰ってきた。私のうしろに立ち、無言。Aさんへの訪問に変化がないことに消耗しているのだろう、かける言葉を探すが出てこない。かなり時間を置いて、私がゆっくり椅子を回し振り向くと、精神保健福祉士の顔がそこにあった。

「先生、Aさんがしゃべったのです」

涙顔でそう言って、次の言葉が出てこない。私も胸が熱くなった。「よく頑張ったね」と言葉をかけるのが精一杯だった。

きょうも訪問して同じかなと足が重かったが、いつものように「こんにちは」と声をかけると、「こんにちは」と少し低い声で返事があった。そのあと私が何を話したかよく憶えていない。「来週また来るね」と言うと、Aさんが軽く頷いた、という報告であった。このとき、精神保健福祉士が訪問を開始して六カ月が経過し、回数は一〇〇回を越えていた。

その後のAさんの回復は順調であった。九月から定時制高校に復学し、一二月からアルバイトも始めた。二年後には通院するようになる。父親が病気入院となり、妹は就職し家を出る。Aさんもパートの仕事についた。

訪問時の、とりわけ急性期のことを聞くのは禁忌と思っている。ある意味で古傷に塩を擦り付けるようなものだ。十分安定し、信頼感ができたころに、Aさんに一度だけ無言で寝込んでいたときのことを聞いた。

Aさん「うーん、どう表現したらよいかわからないが、見るもの聞くものに実感がなく、何かに操られている感じだった。自分の意志で動いている感じがなく、何か大きいものに動かされていて、話したらいけない、食べてはいけない、動いたらいけない感じがしていた」「先生たちの言っていることは聞こえていたが、なぜか話すことや、返事ができない、してはいけない感じがあった。音楽も聞こえていたが、ただ音がしているという感じ。花を持って来てもらったが、チューリップとわかったが絵を見ている感じだった。診療所のワーカーの人が最初はなぜ来るのかわからなかった。何かを聞かれることもなく、お菓子やテープを持ってきて一緒にテープを聞いてくれ、いつも変わらない、同じ態度なので警戒心が減り、周りの漠然とした圧迫感も女性の人が来ているあいだは薄らぎ、表現できないが暖かい雰囲気が流れて行き、他の意志でなく自分の意志で動いてもよいような感じがしてきた。薬を飲みだしてから初めてお腹が空いているのに気づき、寝た感じもして、ずっしり体の重いものがとれて体も軽くなった。いつの間にか話してはいけないという感じも減り、でも話をしていなかったので何をどう話してよいかわからなかった。『こんにちは』と言われたとき、自然に『こんにちは』という言葉が思いがけず自分の口から出た。一回出たあとは少し照れくさかったが言葉が自然に出るようになった」

彼女は離人現実感喪失と作為体験の状態だった。

本人の状態が「言葉で表現されない場合」もある。表現できない機能上の問題や、表現する言葉がない、出てこない場合、表現するのが怖い場合、体験を表現する言葉が見つからない場合などは、聴打診や血圧や脈拍や神経症状を診て、疾患的には三つくらいの可能性を考えることと、「侵襲性」がある場合は抑えると同時に避け、いかにして信頼感や安心感をもってもらえるかと、私たちを処方しなければならない。

Aさんはマイペースで仕事をこなしている。先日からお化粧が少し変わった。

「彼氏ができた?」

ちょっと、はにかんで「はい」。

きっと幸せになるよ。

清和の桜花《おうか》

七〇歳のBさんは大学卒業後県外に就職し、二年目に「盗聴器がつけられ、自分のことが外に漏れ、自分が何かしようとすると、いちいち指示の声が聞こえる」という幻聴や妄想が出現した。勤務していた県外の病院を受診したが病状は一進一退だったようで、休職するも復帰できずに実家の岡山に帰り、母親との二人暮らしとなった。

当院を受診して三六年になる。いつも四五分かけて歩いて通院した。夏の暑い日にはふらつきがあった。熱中症かと心配すると「今朝、ビールを飲んできた。こんな熱いときは飲まんと通院できるものか」と笑う。三〇分とはかからない通院の道もあるが、Bさんはパニック障害のため途中のトンネルが苦手で通ることができない。わざわざ遠回りし四五分かけてやってくる。母校が甲子園に出場するという寄付のお願いが来たが、「結構高い。安い一口にしょうか、でも最近滅多に出場できないから多めにしょうか」と受付で笑いながら話す。ときどきアルコール臭がする。「今日は朝三時に目が覚めた。もう六時間は過ぎているからたいして匂うはずがない、歩いてきたから問題なかろう」と言う。

幻聴や妄想はつづいていたが、日常生活に困ることはなかった。当時、岡山県で始まった職親制度を勧めたが、「自分は経理もできるし、そんな金にならないことはしない」と、はっきり断る。当時、当院の隣りの部屋でフリースペースを始め、いくらかの助成金が出るようになった作業所への通所も勧めたが「人と一緒に行動するのは好かない、一人のほうが気は楽だ」と応じない。

Bさんが抱えた喪失感・孤独感

月一回の通院は、倉敷の美観地区を通るので、美観地区の四季を堪能していた。桜、柳、萩、銀杏などの情景を眺めながら歩くBさんの姿が目に浮かぶ。台風で風の強い日にはタクシーを使って来院した。ねぎらうと、「薬がないと不安だ」と言う。一三年前、母親が心疾患で入院したときは毎日病院に付き添った。病院まで歩いて二〇分はかかる。家を出て病院の母親の許で二時間ほど過ごす日々がつづく。「兄弟は忙しい、自分くらいしか行く人間はいない」と言って二年間通った。始まりがあれば終わりがある。二年後、母親が他界、一人暮らしとなった。長兄は比較的Bさんの家の近くであったが、母親が他界した三年後、長兄の家が火事になるという不幸が重なった。さらに三年後、長姉が手続きをしてBさんは生活保護を受給するようになる。その姉も他界、ときどき県外の妹が訪れているが、近所との付き合いはない。

Bさんはテレビで相撲観戦をするぐらいで、弱視もあり新聞は読まない。食事は宅配弁当であった。たまに近くのお寿司屋さんに開店と同時に行って握り寿司とビールを飲むのが唯一の楽しみだった。ビールは大瓶二本と決めている。五年後、そのお寿司屋さんも閉店、通っていた喫茶店も閉店になった。美観地区から少し外れた店は次々と閉店していった。倉敷駅の北側にできたテーマ博のため、駅の南側のお店は大きなダメージを受けた。五年後、テーマ博は採算がとれず閉園になったが、その代わりに大型ショッピングモールができた。Bさんの行き付けの店は閉店し、家族との関係も喪失や疎遠となり、一人暮らしになったBさんの心情に、私は気づいていたつもりだったが、その深い孤独感や喪失感までは思い至らなかった。

盗聴器が治療をしてくれている

Bさんが生活保護を受給して七年目になったころ、通院が三カ月ほど中断した。Bさんはときどき一カ月ほど受診しないこともあったので呑気に構えていた。ところが、兄嫁より電話が入り、「どうも様子がおかしい、独り言が多いし、夜も眠れていないようだ、薬も飲んでいないが、飲まんでもよいと医者に言われたと言っている。本当ですか」と問い合わせてきた。私は慌てて「いや、薬を飲まなくてもよいなどとは言っていない」と弁明した。すぐにBさんに電話を入れてみた。三〇年近く通院しているBさんだから、電話をすれば来所してくれると思っていたが、電話口のBさんの言葉は私を打ちのめした。

「いままで通院しているが治らない。盗聴器に治療を受けているから、もう診療所には行かない」そう言って、ガチャンと電話を切った。

「三〇年も通院している」のではなく、「三〇年も通院していたのに」であろう。

翌週、看護師を同伴してBさんを訪問した。春の訪れにはまだ遠い、冷たい北風が吹く路地を通ってBさん宅に着く。桜はまだ蕾だが、枝が少し色づき始めている。

こちらが話を切り出す前に「自分はずっと以前から盗聴器で体の治療を受けている。一カ月前は、転げまわるような苦しさだった。長年困っていた便秘の治療に腸を触ってもらっている、食事は盗聴器で送ってもらっている、便も盗聴器に取ってもらっている、視力が悪いのも盗聴器で治してもらっている、あと二週間もすれば一・〇まで見えるメガネができる、だから診療所の薬を飲んだら、却って盗聴器の治療に悪い」と一気に話した。

私は未練たっぷりに「目に見えない治療はどうかと思う」と言うと、Bに「いまどきは、すべて遠隔操作の時代でしょうよ」とあっさり言われてしまった。

「盗聴器は家のどこかにあって、そこから、いろんな指示が入ってくるし、実際、口の中で食べ物の匂いがする。便通を良くするために肛門もいらってもらっている。肛門が痛むがそれも治療のためだ」「自分は盗聴器で体の治療をしてもらっている、自分の長年の悩みだった便秘、弱視、めまい感を伴う知覚変容発作の恐怖感、入れ歯が合わないことなど全部を盗聴器の治療で治してもらっている。だから診療所の薬も必要がないから飲まない」と話はつづいた。

幻聴に負けない声で話し、妄想に負けない動きをする

週一回の往診と看護師の週二回の訪問が始まった。看護師の強い説得で何とか服用する日もあったが、私はBさんの長年の悩みを受け止めきれていなかったのだ。年齢もさほど違わないBさんの一人暮らしの不安や寂しさに思いを馳せることができなかった。看護師には幻聴に負けない気持ちのこもった声で話すこと、妄想に負けない動きをすることを確認し、「私たちを処方」した。

それ以降、二年間往診と訪問をつづけた。何とか説得して眼鏡店に診療所の車で行ったが、矯正は困難と言われて、Bさんは「やはり、盗聴器で治してもらう」と語気を強めた。二年後、看護師の説得で一日一回は何とか服用したが、すぐに「薬は必要ない」と止めることがしばしばで、私もつい「盗聴器で治療を受けるのなら、診療所は往診・訪問を止める」と言いそうになるのをぐっと抑えた。Bさんの気持ちや思いを考えれば、そんなことは私の面子にすぎなかった。

Bさんは「先生や看護師が心配してくれているのはわかるが、便秘、視力、歯、恐怖症は治らなかったではないか」と言いつのる。私は思わず「それは治療してだいぶ良くなったじゃないか」と言いそうになるが、Bさんには通じないことだと思い、ぐっと言葉を飲み込んだ。よく考えれば、その訴えは、Bさんが一人暮らしとなり、行きつけの店が閉店となり、「生きる空間の喪失」と「加齢に伴う時間の喪失」による不安と孤独感が、身体症状として表現されていたのだと、改めて実感する。同年代のBさんの思いを、私は受け止めきれていなかったのだ。

三カ月後、看護師の強い説得もあって、一日一回の服薬はしてくれるようになった。寒い冬はコタツにもぐり込み、暑い夏は扇風機が熱気を掻き回している。テレビは音だけがしていた。「まあ、音があったほうが紛れるからな」とBさんは言う。下着に便が付くようになった。「便は盗聴器で取ってもらっている。この便は他人が自分の下着に付けたのだ」と言うが、「他人の便でも綺麗にしましょう」と看護師が紙パンツを渡すと、素直に紙パンツを穿いた。Bさん宅にはエアコンがない。

その後も週一回の往診と週二回の訪問看護がつづいた。明らかな運動不足からBさんの下肢筋力の低下が進行している。通所リハを勧めても「そんなところに行かなくても、盗聴器に治してもらう」の一点張りである。自分には「天皇陛下から五〇〇〇万円と毎月一〇〇万円の特別報奨金が出ている。手形みたいものだから、いちいち通帳には記載はされない」と言って、食事は宅配にしていた。看護師はBさんの話に根気よく付き合い、洗濯、掃除、買い物などの生活の援助をつづけた。Bさんは相変わらず「盗聴器で、もう二週間したら視力が良くなる、リハビリなどしなくても歩けるようになる」と言って、こちらの提案に耳を貸そうとしない。

家事援助で十分に話を聴く時間がとれないこともあり、介護保険を申請した。要介護2で、ヘルパーを勧める。Bさんは看護師がしていた家事援助と変わらないサービスだというのでヘルパーを受け入れた。ヘルパーステイションのケアマネージャーは他の患者のときも看護師と一緒に動いてくれた人だった。介護サービスにつなぐのも、まずスタッフ同士がつながることだと思う。よく情報の提供や共有がいわれるが、当事者の病名や状態をいくら並べても理解につながらない。情報の提供や共有は、関わる側がどう関わり、いま何に困っているかを共有することが必要だと思う。目標は同じでも、関わりの違いを共有できることが大切だ。

デイケアは「そんなところには行かない」の一点張りで、われわれがしつこく勧めると不機嫌になった。そんなとき、ベテランのケアマネージャーがそっと勧めたところ、デイケアに行くことになったという電話が入った。どう勧めたのかを知りたくて、そのケアマネージャーに聞くと、天皇陛下から特別なお金をもらっているという話から、「天皇陛下の特別な配慮で無料の食事と入浴ができますよ」とを勧めたら「それなら行く」ということになったらしい。妄想を肯定することなど頭になかった私と看護師は驚いてしまった。Bさんは次の週から週二回の送迎付きのデイケアに通所し始めた。そして、Bさんはまんざらでもない様子で「あそこに行ったら、風呂も入れるし、美味しい食事もでる、車で送り迎えもしてくれるからよい」と話している。

デイケアが人のぬくもりを感じる「生活空間」となった

Bさんは、週二回のデイケア通所と週二回の精神科訪問看護と週二回のヘルパー、それに月二回の私の往診を受けている。日曜日のみが人が来ない日となる。Bさんの盗聴器の話はいろいろ変遷する。最近は「悪い人がいて、人の体を悪くさせる。だから、やられる前にやらないといけない。自分は毒消しとか免疫があるから大丈夫だ」「盗聴器は嘘ばかりつく。あと一〇日すれば視力がよくなるといったのに、ちょっともよくならない」。看護師が「デイケアでも盗聴器の話をするの？」と聞くと、「そんな話はしないに決まっている」と、あっさり言われてしまった。

丸ごと病気の人はいないし、病気もところをわきまえていると感心する。去年は梅雨から夏にかけて蒸し暑かった。じっとしていても、汗がにじんできた。秋風が吹きはじめるころからデイケア通所を始めたBさんはお風呂に入ってさっぱりした姿である。この冬は例年より寒くはなかったが、それでも「デイケアは暖かい、あそこには話をする人はいないが、車でドライブしたり、カラオケにも参加したり、温かいものを食べ、風呂にも入れる」と満足げだ。

Bさんにとって、人のぬくもりがある「生活空間」と「生きる空間」なのだと思う。Bさんが喪失したものと同じではないが、これからの「暮らし」が見えてきたようだ。

看護師の訪問は五年になり、回数も五〇〇回を越えた。私の往診は一〇〇回に満たない。往診は多くの支援してくれるスタッフによって支えられている。Bさんが盗聴器で食事をしていると言って食事を摂らないときは、看護師が日曜日も訪問して食事と服薬を勧めた。看護師は、Bさんの妄想は一人暮らしの寂しさや、不安から逃れるために必要なものであったのかもしれないと話している。私たちが心がけてきたのは、幻聴や妄想に負けない語りかけや行動であった。幻聴や妄想を否定も肯定もしなかったのは、なによりBさんの気持ちを受け止めていこうとしたからである。

今年の桜は、寒い冬に一気に別れを告げるように、たった一日で満開となった。そして、優しく、美しかった。

惜春の都忘《みやこわす》れ

美観地区の桜も散り始めたころ、母親が保健所から紹介されたといって悲痛な顔で相談に来所した。

娘のCが三週間ほど前から食事をとらない、寝ない、壁を叩き、テレビを消し、警察に何回も行く、そのたびに婦人警官に連れられて帰ってくる。婦人警官も「一度病院に受診をさせたほうがいいのではない」と言っているし、私も勧めるが、娘は何も言わないので困っている。この三日間は食事をまったくとらず、横にもならず、部屋をうろうろしている。先生は往診をしてくださると聞きましたので、お願いしますと言う。

私は事務的に「水分は?」と言いそうになったが、母親の悲痛な顔付きを見てスイッチが入った。食事や水分をとれていないこと、たびたび警察に行くことを考えると緊急を要すると判断した。母親に、帰ったら、あなたのことが心配で、病院に相談に行ってきた。黙って行ったのは悪かったが、ほっておけなかった。そうしたら病院の先生から「苦しんでいるのはお母さんより娘さんのほうですよ」と叱られた。お医者さんは「何か力になれることがあるかもしれない」と言っているので、どうか会ってほしい、と伝えてもらうことにした。

終診の二一時半に母親から、「娘に伝えたが、まったく反応がなく、じっと立ったままです」という電話があった。

自己紹介と「私を処方」するということ

二二時に診療所を出る。夜、家屋が建て込んでいて、母親から聞いていた家に入る路地が見つからない。夜なので路地をうろうろしていると、通りの家々から見られているような感じがする。Cさんも、この路地裏の家並みでは常に近所を意識するだろうと想像した。迷ったら元に戻るのが鉄則だと判断して、路地の入口に戻る。案の定、一つ前の路地を曲がっていて、ずいぶん大回りをしていた。往診のときは、あまり気持ちが高ぶるようなことは避けるべきだと自戒する。

Cさん宅に着き、チャイムを鳴らした。家の中から声がない。家族もCさんも息をひそめているのだろうか。大きく深呼吸をして、そっと玄関の戸を開けた。ところが、目の前にCさんが横を向いて立っていた。そのうしろに母親が膝まずいて、無言で私にお辞儀した。緊張感が走るのをもう一度深呼吸して、ゆっくりと「急に来てごめんなさい、きょうお母さんが診療所に来られて、食事をとらない、眠らないと相談があり、心配なので来ました」と、あくまで家族の要請でなく、私の判断で来たことを伝える。次に、食事や睡眠を聴くのも大事だが「食事に毒が入っている」「寝ると殺される」と思っている人もいるので、あくまで何か事情があるのではないかと保留付きに聴くことが大切である。

そして、自己紹介しながら少しずつCさんに近づいた。近づくが決して二メートル以内には近づかない。こちらの手がCさんに届かない距離とする。Cさんはもちろん無言で顔面蒼白、こめかみの血管が脈打って、手が小刻みに震えている。たいへんな緊張感が伝わってくる。患者さんからどんな雰囲気が伝わってくるかを感じとることも大切だ。

ゆっくり、静かに話しかける。緊張感が少しでもほぐれるような話し方で「Cさんは、私にはわからないが、何かにたいへん緊張している。そんなに緊張していたら倒れてしまうよ。水分もとれていないようだし、心配だ。少し坐ってみようよ」と私から坐り、Cさんにも坐ることを勧める。坐っても大丈夫なことを語りながら促す。傍にあった座布団をCさんの前に置き、決して急がせないこと、自分から坐ることで坐っても大丈夫なことを示し、急がせない「私を処方」した。

二〇分ほどしてCさんも腰を下ろした。時間をかけることが大切だ。「きょう初めて会って、とても緊張しているように思う、何かに緊張しているのでしょうか?」と聴いたが、無言。無言の場合はあれこれ聞かずに、こちらから語りかける。

「もう少し緊張をとらないと疲れるし、ひょっとしたら、Cさんが感じているかもしれないことは、本当はそこまで緊張しなくてもよいことかも知れないね。緊張や不安な状態で周りを見たり聞いたりすると、何もかも不安に感じたりすることもあるからね。トンネルの真ん中にいると、そこがトンネルということもわからないし、不安になる。出口の光が見えるとやっとトンネルの中だということがわかり安心することもあるよね。Cさんもひょっとしたら、そんなトンネルの中にいるのかも知れないよ」

断定的に言わずに、あくまで私はこう感じる、ひょっとしたらという表現がよい。断定的に言うと、いっそう不安や緊張を強くさせる場合もあるからだ。また私は、本人にとって害がないようなことわざや譬え話をするようにしている、これも断定的でなく本人の気持ちを汲み、緊張や不安を和らげることになると思う。話し方もゆっくりと、ときに繰り返すことも必要だ。私の態度、話し方、語りかけをどうするかが「私を処方する」ことだと考えている。

水分補給は絶対に欠かせない

次の日、夜二一時に往診した。昨日と同じように、静かにゆっくりと傍に行き、語りかける。Cさんは坐ってじっと壁を見ている。瞬きもしない。私は「不安な気持ちで周りを見れば、何もかも不安に感じるよ」と、ゆっくり繰り返し語った。

「水分はとらないと駄目だよ」と、ここだけは少し強い口調で言う。母親にスポーツドリンクを買ってきてもらう。母親の入れたお茶には毒が入っていると思っている場合もあるが、水分補給は絶対に欠かせない。Cさんの手がやや乾燥しているのを見て、「たぶん、この二、三日は水分がとれてないね。皮膚が乾燥しているよ」と語りかける。まず、私と母親が飲む。Cさんが一口水を口にするのに五〇分ほどかかった。Cさんが口をつぐんで抵抗したからだ。私は少し強い口調で「医師として水分をとらないと駄目だ」と語りつづけた。スポーツドリンクをCさんの口に運び、強引に一口含ませる。さらに「もう一口飲もう」と勧める。「きょうはここで休みなさい」と少し強めに言い、「明日、また来るからね」と言ってCさん宅をあとにした。

大通りに出る路地を、また道を間違えた。母親が小走りに出て来て「どうでしようか？」と聞く。路地裏でもあり、「明日、また来ます」と言って立ち去った。Cさんが耳をそばだてている気配を感じたからだ。「明日、また来ます」と言い、「いえ、もうけっこうです」と言葉が返って来れば、それはそれで次の会話ができる。

患者の気持ちを汲みとって薬を処方する

翌日も夕診を終えて、二一時に往診した。きょうも何人の人を「診た」のでなく、「見た」のだろうかと自問しながら、きょうは薬の説得をしようと思い、どう言おうかと、車の中で考える。「きょうは出たとこ勝負にしよう」と勝手に方針を決める。

昨日は気づかなかったが、この路地の家々には小さめの鉢に花が植えられている。最近、外来種の名前もわからぬ花が増えたので、ミヤコワスレの花を見るとほっとする。つい自分の声も昨日より明るくなっていた。

玄関を開けると、Cさんが昨日の部屋に坐っている。思わず、心の中でOKと思った。やっぱり、Cさんは私の語りかけに無言であったが、言葉は届いていたのだ。そう、どんな人でも、どんな状態の人でも、こちらの語りかけは伝わるものである。質問的なことは言わなければならないが、気をつけないと害となる。私たち医者は臨床の場面で聴くことが多く、語ることがあまりにも少ないと思う。

きょうは薬服用まで、と決める。Cさんのような場合、服薬まで時間をかけすぎても服薬しない場合もあるし、なぜ往診に来ているのかを早く示したほうがよい場合がある。ほとんどの人が薬を飲めと言われると思っているが、薬で解決することではないという、ある意味では正しい「病識」である。統合失調症の薬を飲むことは「統合失調症という病も一緒に飲み込む」

ことであり、「病を生きる」ことへの支援が提示できなければ飲めない薬でもある。また、薬を服用すれば「頭がおかしくなる」「副作用が心配」などの気持ちもあるだろう。そうした患者の気持ちを汲みとって薬は処方しなければならない。

Cさんの場合は「不安」に対しての薬の処方である。「不安な気持ちで周りを見れば、見るもの聞くものが不安になる。不安を少し和らげよう」と言って、少量の向精神薬を処方した。一週間後、往診。Cさんいつものところに坐っている。食事が少しとれて横になって休むことができていた。私はてっきり薬を服薬したからだと思っていたら、母親がいくら服薬を勧めても服用せず、「四歳の息子のことが心配なら薬を飲み、元気になりなさいと言ってこの三日間は飲ませていません」と言う。相談に来たときの狼狽した母親ではなく、毅然とした母親がそこにいた。私の服薬の勧めより、母親の強い気持ちが功を奏したのである。私は「不安や緊張が取れるといいいね」と共感し、「体の具合いは?」と言いながら血圧を計る。血圧は正常だが脈拍が速い。Cさんに「脈拍が速いのは緊張感が強いからです」と語る。

血圧は計れるにこしたことはないが、無理をしないことだ。血圧計を先に出して、体調がどうか診てみよう。血圧が計れなくても脈は診る。脈拍に触れることは不安や緊張を知ることになり、また皮膚の乾燥などもわかる。Cさんは私にだいぶ安心感をもってくれたようなので、「どんな場合でも体の抵抗力と免疫力をつけましょう」と、食事・水分・睡眠と、緊張を和らげる薬を勧めた。

Cさん宅を出ると二三時を過ぎていた。風に吹かれた桜が、家から漏れる灯りに照らされ、ひらひらと舞っていた。次からは言葉で話せるようになるだろうと思い、当院の女性の精神保健福祉士と同伴訪問をしようと考えた。最初から同伴のこともあるが、二人だと患者さんに緊張感を与えることもあり、途中から同伴訪問にすることもある。女性同士でないと言えない話もあるだろうと配慮したのである。

異常体験を語り始めたCさん

二週間後、女性精神保健福祉士と同伴訪問した。顔の血色がよくなり、緊張感も和らいでいる。そういう、こちらが感じたことを相手に伝えることも大切である。そうすれば、こちらの問いかけにうなずいてくれるようになる場合もある。三週間目、「不安がまだ強いが、もしよければ、不安になっているることを話してくれませんか、何か対処の仕方があるかもしれない」と語りかけてみた。Cさんは少し顔をかしげ、ためらう。精神保健福祉士が「言いたくないことや、言いにくいこともあるよね、でも、どんなことでも話してくれませんかね。相談にのれることもあるかもしれませんよ」と声をかける。一五分ほど沈黙の時間が流れた。
私「何か不安なことがあるように思うんですがね」

Cさんが意を決したように口を開いた。

Cさん「怪奇現象が起きていて……、わかってもらえないと思う」

私「もちろんわからないこともありますが、一人で不安になっているより、一緒に対応できることもあるかもしれないよ」

少し間をおいて、Cさんがゆっくりだが、きちんと話し始めた。

「真っ赤や青の光が飛んでくる、部屋中に飛んできて、それが私の体を突き抜けるときに強い痛みが走る。自分の部屋の壁に髑髏《どくろ》が一杯いて、『白状しろ、警察に行け、死ぬぞ』と口を開く。そして、ネズミが出てきて、ロボットのようなおかしい動きをする。空間が割れ、別の世界に自分だけ一人いて、蛍光灯の光が自分を刺すようになる」

徐々に口調がきつくなると同時に、声が震えてくる。意を決して話し始めたのだが、同時に恐怖感も強くなってきている。

私は黙って聴き、これ以上話すと、さらに恐怖感が拡大すると思い、「怖いですね、とりあえず抵抗力はつけることです」と語る。精神保健福祉士も「頑張って少しでも食べよう」と言って、ウドン、豆腐、ゼリーを勧める。薬を増量して、その日は帰った。

自責の念から生じた怪奇現象

それから、一カ月後、Cさんの表情が少し和らいできた。怪奇現象は変わらないと言う。

Cさん「先生に話したことは全部外に漏れている。トイレに行こうと思うと行くな、寝ようとすると寝るなと声が聞こえる、私が思うことが全部外にわかるので、自分で考えないようにするのが精一杯です」

私「なぜ、そうなのかはよくわからないが、Cさんがしてはいけないことをしたとは思えない。周りがどうであれ、普通に振る舞えばいいんですよ」

Cさん「これは霊障だと思う。祈禱師とかに頼めばいいのですか？」

私「盛り塩、清め塩を部屋に置くといくらか除霊になると聞いたことがある。塩には厄払いや場を清める作用があるらしい。塩を部屋の真ん中と部屋の四隅に置き、ときどき場所を変える。変えた塩は土に捨てず、水に流すと言うよ」

Cさんは、私の話を真剣に聞いていた。精神保健福祉士は、何を言っているのかときょとんとしている。気休めや気分転換になるのであれば、いかさま祈禱師に大金を払うよりいいだろうというのが、私の考えである。

二カ月後、Cさんは「怪奇現象は夕方から夜が多い。体の痛みは少しよくなった。光が飛び交うことも減ってきた。裏の人が私のことを悪く言っている」と言った。

私「Cさんとお会いしていて、そんなふうには見えないんですけどね。世の中には勝手なことを言う人がいますが、そういう人の言うことはまともにとらなくていいんじゃないですか。気になるのはわかりますが、相手にすると余計に面白がって、あることないことを言う場合もありますからね。ところで、警察に行ったのはどうしてなのかな。もしよければ教えてくれませんか」

何事も断定せずに、また「差し支えなければ」「もしよければ」と前置きして聴くことが肝要である。話したくないことや触れられたくないこともあるからである。

Cさん「警察に行ったのは、一〇年前にしていた仕事で、ミスのため会社に迷惑をかけた。私は自首しないといけない、そうしないと家族も連座制で逮捕される。だから、家族にも話をしないようにしていた」

私「前の会社から何も言われていないし、警察からも言われていないのなら、大きなミスではなかったと思いますよ」

Cさん「外に出ると、黒い服の人が黒の車で私をつけてくるし、交差点で必ずじっと私を見ている人がいる。道路工事をしているように見せかけ、私の行動を監視している、それは私が仕事のミスをした人間だから、逃亡しないように見張っているのだ。パトカーが頻繁に通るのも私の行動を見張るためだ。逮捕される前に自首したほうがよいと思った」

私「事実、そうしたことがあるのだろうが、不安な気持ちで見るからそう受け取ってしまうのではないですか。周りがどうであれ、普通に振る舞えばいいと思いますよ」

精神保健福祉士も「Cさんとお会いして、とてもそんな計算ミスをされる人には見えません。Cさんに非はないのですよ」と強く語る。Cさんが少し頷いたように見えた。

通院につながったCさんへの往診

三カ月になろうとするころ、Cさんは、この一カ月、子どもが幼稚園で自分のためにいじめなど、ひどい目に合うと言って、母親がいくら説得しても登園させなかった。

Cさんが「この子、元気ないでしょ。子どもも私の知らないところで何かされている」と言うので、私は「いや、家庭の雰囲気が暗く、退屈しているだけですよ」と言いそうになって、唾と共にぐっと言葉を飲み込んだ。精神保健福祉士がとっさに空気を読み、傍にいた子どもに「また昼間に来て、一緒に遊びましょ」と言った。

精神保健福祉士は何回か子どもに会っており、安心感があった。昼間に訪問し、子どもと一緒にトランプをしたり漫画を読んで遊んでいた。子どもも退屈していたので楽しく過ごしていたのだろう。当院では赤ちゃんや子ども連れで来所する人もあり、スタッフはときに保育士に変身する。子どもが精神保健福祉士に慣れるのに時間はかからない。

私たちは子どもの登園を再開することを決めた。Cさんは不安そうだったが、「まだ外に出るのは不安だけど、ワーカーの人が登園途中まで母と一緒に行ってもらえるのなら」と承諾した。こうして子どもの登園が再開し、子どもが幼稚園から帰ってくると、Cさんは気になるのか、服の乱れ、連絡帳を丹念に目を通している。

百日紅《さるすべり》の白い花が咲き始めた七月初め、Cさんも近くの店に買い物に出かけるようになった。警察に行くなどの行動もなくなった。

「怪奇現象はまだあるし、外に出ると黒い服の人が黒の車で待っているので大勢の人中に行くのは怖い。近い店だったら、何かあってもすぐ帰れるから安心。どこへ行っても人の視線を感じ、つけられているのは変わらない。夜になると部屋の空間が割れ、自分だけ別の世界にたった一人居るような状態になる。そのときは周りの圧迫感が強く『恐怖感』で声も出ない」

九月の満月が大きくなったころ、Cさん診療所に通院を始めた。薄い化粧をした顔も少し丸みを帯びてきた。通院は子どもが幼稚園に行っている間の午前中とする。

「周りではいろいろなことがあるが、先生が言ったように、不思議な現象があっても振り回されないようにしています。買いもの、家事の手伝いもしている。ただ、息子の幼稚園の行事はみんなに自分のことが知れているので、出席したくない」

「霊媒体質は昔からあった。予知したり、夢で見たことが現実になったりしていたので、霊障がつきやすい。霊がつくとひどいときは動けなくなるが、普段は普通にすればいいと思っている」

Cさんは、薬を変更しょうと思っていた私を見抜いて、先手を打ってきた。私が彼女に教えた「振り回されなければいい」という呪文を、私に向かって、ただただ唱える。

桜の葉も、今年の猛暑のためかすっかり病葉になっている。Cさんは、息子といるときは何ともいえない、いい表情となる。

Cさんの往診について考える

「病識」について考えてみたい。それは「病感」とも違う。「病感」は治療者から見た感覚だと思う。ひとまず「病的状態」と表現すれば、幻聴や妄想は「現実よりも、より現実的」であろう。それは、恐怖であれ、一晩でこれまでの悩みが神の声として解決し、自分が超能力を持っていることに気づいたような場合であっても「より現実的」である。「病的な部分」と「健康な部分」という見方も患者に受け止めてもらえないだろうし、「健康な部分」に焦点を当てると、病者は自分が理解されていないと思うのではないだろうか。まして、「病気」といえば、自分だけが関係から切り離された「恐怖の世界」に居ると感じるだろう。

もちろん、治療者が患者と接するときは一人の人間として尊重し、また専門家としての「複眼」を持つことが大切であるが、往診では「関与しながらの観察」から「観察されながらの関与」へと逆転現象が起きる。診察室では患者を「観察し、共感し、処方する」が、往診では「観察され、共感され、私を処方する」ことになる。「私が処方する」のではなく、「私を処方する」のである。

幻聴や妄想は、他人と会話しているときは比較的少ない。トイレや風呂場などで一人のときに多いのは、臨床家にとって経験的なことであろう。往診では、医師は幻聴よりも強く患者の心に届く声を、妄想よりも強く患者に届く安心感のある態度をとれるかが問われる。

例えば、どのような言葉をかければよいのだろうか。「寝ている間に殺される」と思っている人に、「睡眠をとることが大事」とは言わない。「食事に毒が入っている」と思っている人に「食べなさい」とは言わない。かける言葉は、不安や恐怖感や焦燥感に焦点を当て、ゆっくりと静かに、しかし力になれることをしっかり伝えることが重要である。それが幻聴や妄想よりも強く患者に届くからである。患者を援助を必要としている人・援助を求めている人と見る視点が大切である。患者は、薬より「病的状態」を理解してくれる人を求めているのである。

Cさんは私の往診をどう見ていたか

Cさんは、母親からの相談があっての往診であった。発病期や臨界期のことを聴くのは禁忌であるが、十分時間をかけ、信頼を得たあとでCさんが話してくれたことを次に記してみる。医師の往診が患者にどう映っていたかを知ることは臨床医として大切なことである。

夜半の往診から始まったCさんだったが、「床が血の海で、壁板にはその模様の中に骸骨がいっぱい居て、『自首しろ、死ね、死ね』とわめき、赤、青の光のようなものが飛びかって、それが体に当たると何とも言えない痛みが体を貫通する。自分が何かを思うと車が通り、犬が鳴き、パトカーや救急車が通り、私を監視しているのがわかる。母が毎日、食事を持って来るが、その態度も何か不自然で、わざとらしく、普段あまり食べないお粥や豆腐や黒の海苔巻き飯を置き、黒い饅頭を置いて行く。『私が悪いことをしたので黒だ。母も自首を勧めているのだ』と思った。食事に何か入っていると思い、食べるのが怖かった。ある日、母が自分の部屋に入ってきて、『自分が叱られた。病院の医師が来る』といったようなことを言ったが、よくわからなかった。母が病気なのかと思った。先生が来たときは、いよいよ私が死ぬ最後を看取る医師が来たと思った。声を出せば骸骨に食い殺されそうで声は出せなかった。先生が『不安な気持ちで周りを見ると不安に見える』と言ったが、そのときの不安、恐怖の中で、よくそんなことが言えると思った。やはり、自分の死を看取る医者だと思った。でも、先生の表情が穏やかで、ゆっくりと話すのが不思議だった。『恐怖の中にいて、周りを見たら、いっそう怖くなる』と言われたときは、どうして私のことがわかるのだろうと思った。周りの恐怖の感じの中で、先生には不思議に別の雰囲気があった。水分をとるように勧めてもらったが、水に毒が入っていると思い口を開けられなかった。先生がどれだけの時間、家にいたか覚えていないが、先生が『明日また来る』と言ったのは覚えている。先生が何もせずに帰ったので、先生には恐怖心はあまり持たなかった。あのとき、血圧を計られ、薬を言われたらもっと怖かったと思う。先生が帰ってから、急に、骸骨から『死ね』という声が大きくなり多くなった。先生が話しているときはなぜか声（幻聴）が少ないように思えた」

「翌日、先生が来ることは覚えていなかった。というより、寝ていなかったから、翌日という感覚はなかった。先生が来たのが夕方か晩なのかもわからなかった。自分の部屋に先生が入ってきて、昨日の先生とわかった。前の日かその前の日かわからないが、先生が少し微笑みながら『恐怖心が強いと思う。体に抵抗力をつけないといけない』と何回も繰り返し、ゆっくりと話したのは覚えている。私の手を見て『皮膚が乾燥している。水分をとらないと駄目だよ』と言われたとき、急に自分の口が渇いているのを感じた。スポーツドリンクのキャップを開けて、先生と母が飲んだあと、私に飲むように何回も言われたが、何か入っているという思いが強く、飲めなかった。それでも、静かに、ゆっくりと話しかけられて、『水を飲んだら死ぬぞ』と言う骸骨の声より先生の声のほうが強く響いた。そして、先生が私の口までコップを持ってきて『飲まないと駄目。飲みなさい』と言われたときになぜか骸骨の声が減って、周りの怖い雰囲気も少し変わった。先生の手の暖かさが伝わってきたというか。勇気がいったけど一口飲んだ。自分の中でもこの恐怖感の中にいるのに疲れた感じがあり、もうどうなってもよいという気持ちもあった。一杯飲んで、喉から食道に冷たい水が流れ落ちるのがわかった。これで死んでゆくのだと思った。先生が『もう一口、もう一口』と勧めるのに対して、もう抵抗しようという気持ちはなかった。それからも、先生が長い時間いたように思う。静かに私の側に坐り『本当は大丈夫』と言ったのも覚えている。私の体が不思議と力が抜けるような、潤っていくような楽な感じがした。体に血が流れ出すのがわかる感じだった。先生が『明日また来る』と言ったのは覚えている」

「次に先生が来たのは、翌日だったのかはわからなかった。同じ服で先生が来た。このとき、初めて和迩という名前の医者と知った。ゆっくり、静かに『水分をとろう、抵抗力をつけよう』と何回も言われた。きょうは水分をとるのにあまり不安はなかった。ゆっくりと飲んだ。先生も飲んでいた。だいぶ時間がたった。なぜか先生が話しているときは骸骨の声が小さくなっていた、周りの私の体に突き刺さるような光や、怖い圧迫感も少なかった。先生が『緊張をとるため薬の力も借りよう』と言ったときはちょっとびっくりしたが、ゆっくり含んでと言われ、とても怖かったが、先生の静かだが強い声に勇気を出して薬を飲んだ。『緊張感がとれ、少し気が軽くなるよ』と言われた。寝てしまうのが怖かった。寝ている間に死ぬと思っていたから。でも、薬を飲んでも眠気は来ず、寝なかったのも少し安心だった」

「先生はずいぶん長く居たように思う。どれだけの時間かわからない。確かに胸のあたりの圧迫感が軽くなり、こめかみに感じていた頭痛も軽くなった。頭の中が緊張していたというか、こわばっていたのがほぐれる感覚があった。先生が『プリンを食べよう』と勧めてくれたころには、抵抗感が減っていた。一口一口と口に入れてくれた。『顔色がよくなった。皮膚の乾燥も違う』と先生が言った。自分でも体が軽くなって、暖かくなるのを感じた」

「いまから思うと、骸骨の声は『死ね！』とか『話すな！』とか、短くて低くて抑揚のない感じだった。だから、地獄の底からの声のようで怖かった。先生の声は、脅かす感じではなく、私にゆっくりと語りかけて、低くはない抑揚がある感じだった。先生が来ているときは周りの骸骨や、床の血が自分に迫ってくる感じがあまりしなかった。何か思うと車が通り、救急車のサイレンが鳴ることも減った」

「『恐怖の世界』にたった一人でいる自分に、先生の声と、ゆっくり静かに語りかけてくれる先生の態度は『一つの安心』だったように思う。薬を飲むのも怖かったが、先生がずっと居てくれたので安心感がどこかにあった。いつもは口うるさく言うだけの母が、いつになく真剣に『子どものこと思ったら薬を飲みなさい』と言ったので、薬を飲む不安がどこかに行った。一錠だけ夕食後に服用するようになって、お腹もすき、眠れるようになった」

「一週間後、先生がいつもの夜九時過ぎに来た。眠れているので、昨日と今日の区別がつくようになっていた。先生は、やっぱりゆっくり話しかけてくれた。『周りの音や声や雰囲気に敏感だね』と言われて、初めて敏感になっていることに気づいた。三日前だったら、周りの恐怖感に敏感になっている自分に気がつかなかったと思う」

「二週間後、先生がいつもより早い七時に来た。『ケースワーカー』という女性の人を紹介された。私はきっと私服の婦人警官だと思った。『一人で怖いでしょう、不安でしょう、力になる』と言われても、よくわからなかった。少し話していると、食べやすいものや好きなものを聞かれた。なぜか口の渇きを感じていたので、ゼリーやバナナに頷いたら翌日その女性が買ってきて二人で食べた。ゼリーの甘さが初めてわかった感じがした。『顔色がよくなったね。少しふっくらした。肩の力も大分抜けているね』と言われて自分の体が少し楽になっていることに気づいた。先生と女性のワーカーが来たときはいつも、骸骨の声が少なくなり、周りの空気も少し和らぐ気がした」

以上が、Cさんから見た往診の情景である。

「私を処方する」ことが大切なのは、患者から見て医師や治療がどのように映っているかを考察することであり、より患者に寄り添う臨床が可能になると考えるからだ。とくに症状が活発なときこそ、十分に「私を処方したい」と思う。

暮春の蓮華草《れんげそう》

W市の月一回の「心の健康相談」をつづけて四〇年になる。ある日、母親が相談に来所した。長男が大学を卒業して県外の企業に就職した。しかし、営業の仕事がきつかったのか、一年目で職場で倒れ、上司に病院に連れ行ってもらった。そこでパニック障害と診断されて薬をもらったが一〇日ほどで止めて、実家に帰って来た。それから五年間家から出ない、病院に行こうといっても返事をしない。心配で困っていると涙ぐみながら語る。市の実施する健康相談なので、相談医である私は相談にはのるが、「治療」は私の一存で判断できないので保健師に相談するように言った。しかし、「もしよろしければ、他に往診が依頼できる医師がいないので、先生に往診してほしい」と懇願された。

私は母親に、私の持論を伝えた。「お母さんは心配、困っているというけれど、本人のほうがもっと困っています。帰ったら本人に、黙って行ったのは悪かった。お母さんもやむにやまれぬ気持ちだった、そして、相談したら先生に叱られた。でも、何が力になれるかもしれないと言ってもらった、どうか会ってほしい」と。

おそらく涙ながらに話したのだろう、一週間後、母親から電話があり、「本人が会ってもいいと言ってくれました。先生お願いします」と言う。往診の日時を決め本人に伝えてもらう。駐車場は家の前にありますという話だったが、狭い道で、道路からはみ出すので別のところを探す。そうだ、母親は車の運転はしなかった。運転しない人に道順を聞くときは注意が必要だ。それでも歩いてゆくと、D君の家は住宅街の外れにあり、広い畑の向こうに別の団地が見える。その間には農業用水に使われる小川が流れていた。団地ができたために護岸工事がなされていて、泳ぐ魚の姿はないが流れは春の陽差しを浴びながら勢いよく下ってゆく。畦にはタンポポとレンゲソウが所狭しと咲いていた。

パニック発作で極度に緊張したD君

畑では数人の大人たちが大きな声で作業をしていた。往診カバンを持って歩く私は、だれかに見られているという視線を感じた。訪問販売員のように家々の門札を見ながらD君の家を確認し、だれの視線も感じない瞬間を狙ってD君宅に入った。母親が出て来て、玄関のすぐ横の部屋に案内された。

母親と庭の松の木のみごとな枝ぶりを話題にする。「去年定年になった主人が好きで、自分で剪定するのです。おじいさんが好きだったから、あんなに良い枝ぶりができた。でも、おじいさんも、おばあさんも息子には優しかったが、私には塵一つでも落ちていたら厳しく叱責された」と苦笑する。

「何回も実家に帰ろうと思いましたが、実家の母に止められた。そのうち、義父の介護に追われ、今年三回忌を済ませた。三回忌のときも息子は参列せず、二階の自分の部屋から出てきませんでした」

往診先で母親の話を聞くのも大切だが、きょうはD君のために来たのだ。母親に「呼んでくれますか」と言うと、母親が二階へ向かって「先生が来られたよ」と声をかけた。だが、返事がない。もう二度ほど呼んでもらう。きょうは会えないかと思っていたら、二階から、意を決したように階段を降りる足音が聞こえた。そして、降りて来るなり「Dです、よろしくお願いします」と、丁寧に、しかし緊張した表情で挨拶した。

正座したが、体に力が入っていて声が震えている。私は自己紹介をして「お母さんから聞いたが、家から出られないのはよくよくのことがあるのかもしれないと思い、何か力になれればと思って来た」と話す。

「初めて会うのだから緊張しているよね」と声をかけると、D君はすでに答えを用意していたようで、「営業の飛び込みの仕事で、会社訪問を一日何件、月のノルマも決まっていてプレッシャーが強かった。半年もしないうちに訪問先の会社のドアを開けたとき動悸がして息苦しくなった。入った瞬間に二〇人はいたと思う部屋の人の視線が一斉に自分にきて、出るに出られず、頭が真っ白になった。会社に帰って日報を書き上げ、帰宅は最終電車だった。それから訪問先の会社のドアを開けるときにはいつも動悸・胸部圧迫感があって、ある日、体がしびれて意識をなくした。上司が病院に連れて行ってくれて、そこで『パニック発作』と言われ薬をもらったが、吐き気が強く一カ月で止めたら、頭の中でパチパチと音がして怖くなって服用できなくなった。それから医者も薬も信用できない」と少し声を荒げて言った。

それはSSRIのためだと言おうとして、私は口を噤んだ。いまさらそんなことを説明しても、D君には何の関係もないことだ。

私「いまは家でゆっくりできているの?」

D君「できていない」

私「横着でも、サボっているわけでもないから、自分を責めずに体調がよくなるのを待とうよ」

そう言うと、D君の肩の力が少し抜けたようだった。

私「でも、先が見えない状態で悶々としているんだろうが、何か気が紛れることをしながら時期を待とうよ」

D君「はい」

D君のほんとうの苦しみを見抜けていなかった

二週間後に、また訪問した。二回目であり、D君は部屋で待っていてくれた。緊張の強い人には次回の往診日と時間を伝えておくことが必要である。待つことは、それだけで緊張を与えてしまうからだ。

私「いまは休むのが仕事と思って過ごしていますか?」

D君「はい、先生に言われて少し気分が楽になった。でも、つい先のことを考えて眠れない」

私「パニック発作を治すことが先だよ、いま考えることはそれだけだよ」

そう話し、腹式呼吸やリラックスの方法として、D君の好きな音楽を勧める。抑肝散を勧めると、漢方ならと諒承した。あとは認知行動療法だと思い、どんな場所やどんなときにやるかを聴いてゆく。

電車、飛行機、バス、大きいスーパーの中がとくにひどい。半年前に車で近くのコンビニに行ったが冷や汗をかいた。もう五年ほどどこへも行けていない。大学時代はサッカー場や映画館や居酒屋にもよく行っていた。営業の仕事をもっと早くやめておけばよかったと唇をかみしめる。

「早い時期にまた外に出られるよ」と私が言ったとき、D君は下を向いて表情をこわばらせたのが目に入った。だが、その表情の意味がそのときはわからなかった。やがて、抗不安薬も服用するようになり、気分の落ち込みや焦燥感はかなりよくなり、睡眠もとれるようになった。

隔週往診をつづけ、トンボの姿を目にするようになったころ、車から降りてD君宅に向かおうとしてコンクリートにつまずき、慌てて水たまりに足を突っ込んだ。そのとき、D君はときどきドライブすると言っていたが、トンネルや高架橋は大丈夫なのだろうかと、ふと思った。そうだ、D君に聞いてみよう。

私は、車ならどこへでも行けること、トンネルも橋の上でも、たぶんエレベーターも大丈夫だと思う。スーパーでもあらかじめ出口を確認しておくとか、いつでもすぐにその場を離れられるように準備し、頓服薬を使う対処の方法もあることを力説した。

S君はしばらく下を向いてじっと聞いていたが、突然「先生は僕のことが近所や、近くのスーパーで噂になっていることを知っているのでしょ。いまさらそんな言い方はないですよ、僕に裸で街を歩けと言うのですか」と声を荒げた。

とっさに言葉を探したが出てこない。

私「いや、そんなことがあるとは思っていなかった、D君を見て、真面目で几帳面だし、そんな噂があるとはまったく知らなかった。私にはそんな噂は入っていないし、本当だよ」

肩で息をし、憮然とした表情だったが、D君が自ら折り合いをつけるように「先生は約束通りに来てくれるし、ちゃんと僕のことを聴いてくれる。信頼とまではゆかないが、信用はする」と言った。

多くの場合、彼らや彼女らのほうから折り合いをつけてくれる。何よりも「私を処方」することの大切さを実感した。D君は下を向きながら、人中に行くと必ず「目付が悪い、目が血走っている、狂った目をしている、変な人と言われる。家の前を通る人や近所の人、親が言わせているのだと思うが、子どもも言う。だから、二階の自分の部屋ではいつも耳栓をしている」と言った。

私「とても、そんなふうには見えないよ」

D君「営業の仕事をしていて、訪問先の会社で、とても緊張していたから顔がこわばって、緊張のあまり挙動不審になっていたのだと思う。だから、自分のことをそんなふうに言われるようになったのだと思う」

私「そうだとは気付かなかった。だから外に出られなかったし、スーパーにも入れなかったのだね。いままで自分の部屋でじっと耐えて我慢していた。とても辛かったと思う」

D君の目から涙がこぼれた。パニック発作と薬のＳＳＲＩで、私の思考は完全に停止していたのだ。
医師はその人のことを聴いているつもりでも、パニック発作・幻聴・妄想と一括りにしてわかったつもりになっている。先日も診療所に通院中の人から「県外の兄が車が大破する事故に遭い、瀕死の重傷で入院した」という知らせがあった。この人はよく幻聴のことを「知らせ」と表現し、兄の話など一度も聞いたことがなかったので、てっきり妄想とばかり思っていたら、実際に兄が交通事故に遭っていた。
D君「退職した会社の上司に連れて行ってもらった病院の先生にも話したが、パニック障害と言われ、パニック障害はそういう症状を示すのだと思っていた」
私もそう思っていたのだから、前医のことを非難してもD君の過去は還らない。
私「よく話してくれたね。これからも力になるよ」
D君「お願いします、自分がスーパーや映画館では、たぶん緊張が強くて目もきつくなっているると思う。だからそう言われるけれど、先生には安心感があって緊張が少ないからきつい目にならないのだと思う」
私「緊張しないからか、よくわからなかったが、外ではたいへん緊張するんだね」
自律訓練法並みに深呼吸をし、務めて緊張を和らげる処方をしながら非定型薬を勧める。
D君「先生は緊張しないからいいですね」

私「若いときは、これでもずいぶん緊張したよ」

通院、そしてハウス栽培のパートで働く

二カ月後、「五日前にネットで読みたい本を見つけたので本屋へ行った。本を買ったらさっさと帰るのなら、冷や汗が出たが、何とか行けた。でも、視線がきつかったからしばらくは行かない」とD君は言った。

県西部の干拓地で、コスモスの花が咲き競う一〇月初旬、D君は車で出かけ、ウォーキングを始めた。

「あそこなら人がいないから、体力をつけるのにほんとうにいい」

半年後、「あんなに美しい秋空は何年ぶりだろう」と、D君はしみじみ語った。

「そういえば、幼稚園からずっと人中で過ごしてきた、学校時代も柔道の部活で、いつも団体戦で緊張していた。僕はあまり他人と一緒にする仕事は向いていないように思う」

視線恐怖については、「視線を適当に外すことは自分には難しい、視線を外したときに相手を避けた、嫌って外したのではないと思うようにと先生は言うが、相手にはそれがわかるし、目つきがおかしい、狂った目をしていると言われるから難しい。でも、最近は近所からの声は減ってきた」と言う。

やがて通院できるようになった。待合室では、いつも下を向いている。

一年後「八年ぶりに映画館に行ってきた」と報告してきた。「ガンダム」の映画だったので、それだけに意識を集中させ、いちばん後部座席で何とか見ることができたと嬉しそうに話す。

さらに一年後、白菜やキャベツなどのハウス栽培をする農園でパートの仕事をするようになった。休憩はあるが、一日一〇時間、中腰の仕事が多く腰が痛いが、充実感があると話す。

「でも、仕事中は仕事に集中すればいいが、休憩時間がつらい。休憩場所が狭く、四〜五人と一緒なので、視線が気になり、また何か言われないかと緊張が強くなり、食事ものどを通らない」とも言う。

「休憩時間が困る」という人は多い。雑誌とか新聞を持って行き、見るふりを勧める。それも難しい場合は、会社に一言断って自分の車の中で食事と休憩をとることを勧めた。

D君が働き始めて一年が過ぎた。白菜・キャベツ・ホウレンソウ草・大根・ゴボウなど、ハウス栽培なので一年中収穫がある。最近は耕耘機を使い苗植えもするようになったという。

「でも収穫がいちばん難しいんですよ。大きさが揃った物でないと出荷できない。詰める箱の大きさと重さが一〇キログラムと決まっているので、それに合うようにしないといけないので気を使います。規格外になると捨てるしかないのです」

そういえば、キュウリは長さが二〇センチになったら収穫するという規格を示され、一〇日で辞めた「自閉症スペクトラム障害」の人がいた。一本ずつは正確に測れないのである。まあまあ、ほどほどというのが認識できにくい人の問題は、本人の問題より先に規格が求められ、規格外が許されないことが増加した、現代の社会問題のように思う。

D君はきょうも、暑い夏空の下、ハウスの中で汗を流して頑張っている。

穀雨の花水木《はなみずき》

朝六時半、家を出る私に、冬の寒さに別れを告げるようとする柔らかい風が吹いた。家々のあちこちにチューリップの花が咲き始めている。

きょうも八〇人の人と会うので、自分の体調をチェックするのが習慣となっている。昨夜の睡眠や朝の疲労感、朝食の味覚などだが、私の場合は朝食の味覚がとくに体調を見るうえで役立っている。なぜか朝食はパンと味噌汁である。私のこだわりといってよいかもしれない。味噌汁はイリコだしの取り方、味噌の種類や入れる量によって微妙に味が違ってくるので、できるだけ同じものを使用するようにしている。具は豆腐しか入れない。疲れているときは濃く感じるからだ。

七時過ぎに診療所に着くが、この季節には三〜四人がすでに喫煙コーナーで待っている。ほとんどが統合失調症の一人暮らしの人たちである。軽く朝の挨拶をし、診察室に入る。診察室の机には三〇センチにもなるカルテが積まれている。きょうの予定と、一週間、一カ月の予定をチェックする。私はいつの間にかメモ魔になっていた。きょうのスケジュールも、終診を午後二一時と決め、逆算して書き込まれている。終わりを決めないと始まらないというが、診察ばかりは予定通りにはゆかない。

息子を心配する母親の必死な来所相談

春も終わるころ、五〇歳を過ぎた母親が相談に来所した。長男（当時二七歳）が高校を卒業して、化学会社のプラントで仕事をしていたが、二年前に急に仕事を辞めた。事情を聴いても何も話さないし、口数も減り、外出もしなくなった。最初は仕事で何かあったのだろうと思ってそっとしていたが、この半年怒りっぽくなり、私が何も言ってないのに「うるさい、出ていけ」と怒鳴ったり、窓を開けて通る車や通行人に向かって「死ね」とか「殺すぞ」と叫んだりする。そして、テレビに向かって「文句を言うな、黙れ」とか言う。夜も寝ないし、食事も不規則で、「病院に行こう」と言うと「お前（母親）が行け」と取り合ってくれない。最近は暴力も出て怖い。先生何とかしてくださいと言う。きょうは約束を取り付けないと家に帰れないといった悲壮感が漂っていた。

私は持論である「怖いのはお母さんでなく、本人のほうがもっと怖いのですよ」と述べると、母親は「そうかもしれませんが、そんな悠長なことを言っておれません」と言う。私は、それもそうだがと思いつつも、「お父さんとか兄弟とか伯父さんとか力になってくれそうな人はいないのですか？」と聴いてみた。

「父親は本人に何も言わないし、前から仕事とゴルフで子どものことには無頓着な人です。お前に任せるというばかりで相談相手になりません。兄弟は結婚して家に寄りつきませんし、そんな相談できる人がいればとっくに相談しています」と言われてしまった。それでは「病院に黙って行ったのは悪かったが、先生が往診に来てくれる」とだけ、本人に伝えてもらうようお願いした。いつの間にか、こちらがお願いする立場になっている。

「先生が来てくれるのですね、恩にきます。注射一本でもしてもらえば落ち着くと思います。往診は何時ですか？　明日ですか？」とたたみかけ、煮え切らない私を見越したように「明後日の木曜日にお待ちしています」と言う。

私「当日でもよいから、本人に、一言、言っておいてくださいよ」

母親「そんなこと、先に言ったら殺されます。近くに来たというのはどうですか？　保健所から来たというのはどうですか？」

先手を打たれ、逃げようがない。

私「嘘は駄目です。注射なんかできませんよ」

つい自分が説教しているのに気付く。もう、あれこれ判断している場合ではない、と決断した。

私「わかりました。行きますが、医者であることを紹介だけしておいてください」

母親「では、近くに来られたということで」

母親に自宅までの地図を書いてもらう。バスを乗り継いで来たという母親は、道路や交差点の位置がよくわからない。最近はパソコンで町名や番地を調べることができるので、それをもとに行くことも多い。

「車で来られるのですね、車はここに止めてください」と家から五〇〇メートルほど離れた公園の駐車場を指定された。

帰れコールに毅然とした態度で対応

木曜日の夕方、初夏の白いハナミズキが咲きほこる街路樹を通り抜け、交差点を左に曲がり、小川を渡って細い道を行く。往診のときによく見る風景を、中井久夫の風景構成法で見ようとするが、きょうの私には何も見えない。山、川、畑、道、たしかに景色は見えているのだが、いっこうに風景にならない。私の心が定まらないからだろう。青色の屋根の二階建てと聞いていた。ようやくE君の家を見つけ、指定の公園に車を止める。

E君の家のチャイムを鳴らした。母親がそっと戸を開け、小声で「いま二階です」と言う。

「E君を、私に紹介してくだざい」と言い終わらないうちに、母親は「Eちゃん、先生よ」と声をかけて台所へ去った。すぐに二階からE君の大きな声が飛んできた。ちらっと顔を見せたと思うと「うるさい、帰れ！　帰れ！」の連呼である。こちらも負けずに大きい声で「和迩です。医者です。体は大丈夫ですか？　食事もあまりとれていないようで心配です」とストレートに応じた。

本人が苛立っている場合はストレート勝負に限る。こちらの物言いに気を使いすぎると、相手に気持ちが伝わりにくい。E君は「帰れ！　帰れ！」と叫びつづけている。一〇分もしないうちに二階から本や雑誌や枕や布団を投げ始めた。

私はまず、二階に上がるのは止めよう、当たれば壁に傷がつくような椅子やガラス物が飛んできたら、すぐに退散しょうと決めた。しかし、飛んでくるのは当たっても大丈夫な物ばかりである。こんなときに退散すると、E君は「うるさい医者が来て、帰って行った」と思うだけである。七分間は頑張ろうと心に決め、「E君、体は大丈夫か？　食べて体力をつけないともたないよ」と、こちらも強い口調で応対する。E君の「帰れ」コールが、「帰ってくれ」コールに微妙に変化したのをみて、「心配だから、また来るよ」と言い残してE君宅を出た。帰りのハナミズキは、闇に包まれて見えなかった。

体調の見た感じを率直に述べる

一週間後に往診した。E君を一階から呼ぶが、相変わらず「帰れ」コールである。本が二〜三冊飛んで来たが、量は先日より少ない。往診四回目、母親が「いま寝ています」と二階を指さす。ちょっと迷いながら二階へ上がってみた。もちろん「E君、E君」と声をかけながら、ゆっくり階段を上がる。ドアには鍵はかかっていない。部屋からは物音がしないのでE君はきっと眠っているのだろう。

ドアをノックするが、応答がない。声をかけながらドアをそっと開ける。開いた窓下の薄い布団に寝ている。窓ガラスにはヒビが入っている。額には汗がにじんでいた。下着はだいぶ着替えてないのか、黄ばんでいる。

息遣いが荒く、痩せている。部屋は雑誌や本や衣類が散らかり、テレビやラジオは壊したのだろうかコードがむき出しになっている。髭は伸び放題、髪は肩まである。部屋中に立ち込めた汗とヘアトニックの匂いに、E君のここ数年の生活を感じた。

私は、E君のそばに坐り、ゆっくりと、静かに話しかける。「きょうは急に部屋に上がってごめん。この前から来ている医者の和迩です、初めて近くでお会いしますが、ずいぶんやつれているし、顔色もよくない。見るから体調が悪いようで、医者としてとても心配だ」と語った。E君は不機嫌そうに背中を向ける。血圧や脈を見ようとするが、手を払う。でも、このように近くで会えたのが一つのタイミングであり、いまだと思い、Ｅ君の体調の見た感じを述べた。「私には何かわからないが、必死に気と体を張っているように見える。それでは気持ちが持たないよ」とストレートに言った。

「苛立っていてはうまく行かないよ」とか、「このままでは病気になるよ」と言う場合もある。けっして「ノイローゼ」になるとは言わない。本人がいちばん恐れていることだからである。焦燥感や恐怖感について、「このままでは病気になる」という言葉も、本人への圧力ではなく、医師の真摯な心配事として語りかけるのであれば治療的であろう。

先日も一五年くらい通院していた人が、中断し、近所の家に向かって大声で怒鳴ったりするようになった。往診したが会えず、保健婦に訪問依頼したが会うことができなかった人が、一〇カ月後に突然来所した。話の内容は妄想ばかりだったが、「先生が自己崩壊しそうになったら来なさいと言ったのを思い出して来所した」と言う。私は、眠れない、食べられない、周りに影響を受けて自分がどうしてよいかわからなくなったときは、必ず来院するよう話している。薬を止めたいという気持ちを汲みながらも、中止するときは、必ず必要になるから勇気を出して服薬することを約束させる。止めるのも「勇気」、服薬を再開するのも「勇気」が必要だと思っている。

Ｅ君には安定剤の服用を勧めた。「どんなことがあるかわからないので、抵抗力や体調を維持しよう」と薬の効果をきちんと説明した。眠剤は「寝ている間に殺される」と思っている人も多いので勧めない。E君のような場合は、最低三日間はつづけて往診することが肝要である。E君が薬を服用するのに一時間ほどかかった。「飲まない」「必要ない」「薬はいらない」「害になる」といった不安に対応することに時間をかけることだ。これから何年も飲みつづける大変さを思えば一時間は短い。「病」を飲み込む大変さも医師は理解しておかないといけない。薬に頼る無念さには、頼るのではなくいまは必要であり、根性だけでは無理もある、薬では解決しないが、薬は解決する方法を見つける手段にはなるなど、薬を「限定的」なものとして説明することが大切だ。

三日間往診をつづけたのは、服薬の説得に手間ひまをかけること、薬の飲み心地を聴くこと、それに医師のE君に対する心配を伝えることになると考えた。

勇気をもって服用をつづけたEさん

E君は服薬するようになり、二カ月後には「診療所に来てみないか?」と、さらりと誘ったところ、来所するようになった。ところが、E君の回復に連れて母親は寝込みがちとなった。本人の回復後、家族の疲労が出ることはよくある。

一年後、E君はパートで働きに出た。短期のパートは終わりが見えるので意外につづく人がいる。障害年金も申請した。

一〇年後、初回往診時のことを聞いてみた。

「先生が自分のうちに来たとき、先生のそばに悪霊がいて、先生に災いをもたらそうとしていたので、悪霊をやっつけるために帰れと言い、本や布団を投げた」

意外な言葉に、私のほうが驚いた。もう三〇年ほど前の体験だ。彼らの「暴力的」に見える行為に、精神科医自身が偏見をもっていることもある。彼の、そのときの視線や表情、口調の微妙なところを感じるとることが肝要である。医師の不安・恐怖心よりも、本人の不安・恐怖心のほうが圧倒的に強いのである。往診に赴く医師の緊張より、本人の緊張のほうが圧倒的なのである。そのことを、医師は心得ておくことが必要であろう。

月一回の通院中に何度か、薬を止めたいという話がE君から出た。私はいつも「頼むからつづけて欲しい」「お願いだからつづけてほしい」「我慢してつづけてほしい」と三つのお願いをする。このとき、「病気が悪くなる」「服薬中断の再発率」を口にするのは、いきおい脅迫的となり、害ではないが、有効ではない。「薬を止めるのはとても勇気がいるね。でも、それよりもっと勇気がいるのは、もう一度服薬を再開するときだよ」と声かけをする。E君は唇をかみしめ、私は思わずボールペンを握る手に力が入る。

母親は、他界前の二年間は認知症だった。E君は母親の認知症の対応を聞き、メモを取った。

デイサービスやヘルパーのことも診療所のスタッフに相談し、介護保険の申請もした。母親の好物も買いに出かけた。最後は肺炎となって他界した。

二年後、来所したとき「三回忌も、私一人ですが、お寺で済ませました」と寂しげだった。その翌月の来所時に「紹介状を書いてください」と言う。「えっ、どうして」と言いそうになったが、E君の真剣な表情を見て口をつぐんだ。私の驚きを察知したかのように、E君は言った。

「先生、僕が一人であの家を管理するのは無理です。不動産屋に頼んで家・土地を処分することにしました。父が土地を買い、建てた家と庭を処分するのには勇気が要りました。自分もこの年ですし、少しずつ荷物を軽くしていきたいと思います。入ったお金を大事にして、グループホームがある病院に転院することに決めました」

私は黙って頷いた。笑顔で送り出そうと思ったが、私はあまりの感動に涙ぐんでいた。

「E君はすごいよ。いつのまにか勇気を持っていたのだね。私より、ずっとずっと徳を積んでいたのだね」

麦秋の薊《あざみ》

Ｆさんは今年六三歳になる。五月にしては蒸し熱い夕方、ご主人と、四歳になる男の子を連れた長男夫婦、二男、長女、次女が相談に来所した。男の子は待合室のケースに入っているカブトムシを見つけて見入っている。カブトムシは今年で五年目となる。当院デイケアの活動として幼虫から育て、蛹になり六月には成虫となる。今年は二〇ペアが蛹になっている。もうすぐ脱皮して羽化するだろう。成虫は診療所に連いてくる子どもたちにプレゼントしている。

Ｆさん一家の相談は、母親が隣りから一日中テープコーダーを回され、自分を眠れないようにしていると言い、近所に聞こえるような大声で「うるさい、出ていけ！」と叫ぶので、近所から苦情が出て困っている、何とかなりませんかと、勝気な二男が、あたかも自分たちが困っているかのように話す。

ご主人は大工関係の仕事を夜遅くまでしているので何もできないと寡黙で、一言「子どもたちに任せています」と言う。

よく聞いてみると、家は四軒の借家で、その二軒分をFさん夫婦が一〇年前に家主から購入し、いまは持ち家となっていて、ご主人と二人で生活していた。他の家屋は借家である。子どもたちは結婚・独立して家を出ていた。

近隣トラブルに対するFさんの言い分

Fさんは朝三時から六時まで惣菜をつくる会社に二〇年近く働いている。燐家とのトラブルはこれまでも何回かあったようだ。燐家が警察に相談に行ったり、反対にFさんが警察に相談に行ったりしている。燐家は「ありもしないことを言われ、近所迷惑だ」と言い、Fさんは「一日中うるさいテープを鳴らされるので生活防害だ」と主張していた。警察は「迷惑行為にも当たらない。Fさんは具体的な証拠を示しなさい」という立場をとった。

これまでも、燐家の住人が変わるたびに何度かトラブルがあったようで、家族はもう辟易としていた。病院や法律相談にも行ったようだが、埒があかなかった。

「説得して入院させてください」と言うが、「ここに入院施設はありません」と言いそうになって口をつぐんだ。「Fさんに一度お会いしましょう」と提案した。長女は母のFさんに黙って来たので「母が怒るかも知れない」と心配している。私はいつものように「困る、困ると言われるが、お母さんのほうがもっと困っておられますよ。入院が前提ではありません」と語気を強めて念押しした。二男は「注射を一本してもらって、眠ったら病院に連れてきます」と、まるで喧嘩腰である。家族も困り果てて辟易としているのだ。私はぐっと言葉を飲み込んで、「家族の思いはそうかもしれないが、どんな状態の人でも話したらわかります。毎朝、仕事に行かれているではありませんか」と言い返した。

雰囲気を察した長女が「お母さんは私たちが小さいときからずっと働いて、私たちを大きくしてくれました。病気だと思うけれど、入院せずによくなるなら、そうしたい。私が母親に、きょう相談に来たことや、お母さんが困っている燐家とのトラブルを話したら、『何か力になれるかも知れない』と先生がおっしゃった。先生にぜひ会ってほしいと言います」と言った。この気持ちのこもった一言で、その場は納まった。長男や長女はどこか家を背負うところがあり、二男と次女は親を背負うところがある。

ご主人の帰りが遅いので、午後二〇時に当院の女性精神保健福祉士と一緒に訪問した。公民館の駐車場に車を止め、そこから歩く。借家のためか全部が同じ造りで、表札もかけていない家が多い。周りはシーンと静まりかえって、Fさん宅はどちらですかと聞くのもはばかれる。太陽が沈むのが少し伸びたが、二〇時というともう暗い。私たちは声をひそめて歩く。急に、一筋違う道筋からFさんの「こっち、こっち」という大きな声がした。思わず立ち止まると、「先生だね、娘から話を聞いている。こっちに来てください」と玄関の戸をガラガラとあけた。

言われるままに玄関脇の部屋に入った。そして、「娘が私のことを心配して相談に行ったんですね。きょうはどうしたら燐家（Pさん）がテープを鳴らすのを止めさせることができるか相談できると思って待っていました」と言う。

私は、すぐに会えるとは思っていなかった。すんなり会えるときは、あとになるほど関わりが錯綜して難しくなることもある。まして、燐家とのトラブルを解決する方法をとストレートに言われて困惑した。当たり前だが、FさんにとってはPが問題なのだ。Fさんは大きな地声を少しひそめ、「いま、聞こえるでしょ。チーとかウー、ブーとか、低いモーター音が聞こえるでしょ。あれが一日中するから困るんだ」と話す。耳を澄ましてみるが、風のような音しか聞こえない。感じたままを伝えると「向こうがこっちのことがわかっているので静かにしている」と返し、「厚いカーテンをしているでしょ」と言う。窓はもちろん、家全体に濃いグリーンのカーテンがかけられている。「遮音のカーテンは高いので厚いのにしている」とFさん。

「これを聞いてください」と、Fさんは録音テープを手提げの中から取り出した。私と精神保健福祉士が交互に聞くが、雑音に鳥のさえずりと、近くを通る車の音が聞こえるだけだった。

「アーとかチーとか聞こえるでしょ」と、Fさんはせっかちに話す。

私が「うーん、そんなふうには聞こえないね」と言うと、Fさんは「家電量販店で買ったので、もっとよい録音機を買えばよかった。先生、もっとよいのを知らない？　何か方法ない？」とたたみかける。「工場の騒音は測定する機械があるが、もっともっと大きい音だし、録音機は周りの雑音を拾うので、難しい」と、Fさんの剣幕に押されて、私はすでに逃げ腰になっている。

Fさんはあきらめずに食い下がる。この周りは全部借家だった。主人と二人で苦労して一〇年前に大家さんに頼んで購入した。四人の子どもがいたから二軒分を買った。そりゃ大変だった。だから、周りにうらやましく思っている人がいて、こんな嫌がらせをする人がいる。あまりにもひどいと思いませんかと、まるで機関銃のようにしゃべりが止まらない。

「こんな目に合わされるのも、最初は嫌がらせと思い我慢していたが、一〇年もつづくと私も忍耐の限度があります」とますますFさんの声が大きくなっていく。私は「嫌がらせかも知れないから、挑発に乗らないように」と諭すが、自分の声に説得力がないことがわかる。二時間ほどして主人が帰って来た。だが、ご主人は「お世話になります」と頭を下げると奥の部屋へ行ってしまった。

Fさんは「主人は仕事が忙しくて家に居ることが少ないから、よく知らない。早く夕食をつくらないと、また来て」と席を立った。私たちはいそいそと帰り支度をした。

精神保健福祉士が提案した二つのこと

二週間後に往診した。夕陽が落ちる前の一七時半に行く。この前は暗くてよく見えなかったが、Fさん宅に行くには田んぼの畦道を通る。畦道に鮮やかな紫色のアザミが咲いていた。畑には赤、白、青、紫の矢車草が咲いている。最近はすっかり見かけなくなったが、私の好きな花の一つだ。しばらく行くとFさんが小さい声で「こっち、こっち」と手招きした。この前と同じ部屋に案内され、お茶を出してくれる。

「この前は、よく聞こえんと言われたので、性能のよいのを買ってきた。二万円したが、これならきれいに録音ができている。聞いて欲しい」とテープを差し出し、「しっかり聞いて」と念を押す。二人で聞くが、この前と同じように車と周りの雑音が入っているだけで、Fさんが言う、アー、チー、ウーといった声や音は聞こえない。

私「われわれには、いまは聞こえないが、Fさんには一日中聞こえるようだし、Pさん宅かどうか断定できないが、Fさんが朝三時半にパートに出かけるときも、帰宅してゆっくりしたいときも音がするようだし、Fさんが困っているのはよくわかる。一〇年以上になるというから嫌がらせとしか思えない」

Fさん「家族はこの話をするたびに、まただらんこと言っていると取り合ってくれない。でも、先生たちは私の話を聞いてくれた」

家の中以外だと静かなようだし、帰り道に買い物をして、診療所に寄ることを勧めた。Fさんはパートの帰りに精神保健福祉士に会いに来所した。医師である私は極力会わようにしていた。Fさんの話はいつも同じ内容だが、精神保健福祉士は提案を二つした。パートが休みの日は孫（長女の子）と遊ぶことと、土曜日は次女の宅に泊まりに行くことである。

ある日、診療所に来所したFさんは「Pが自分の家との間に、錆びたフォークや壊れた茶碗を捨てる、あんな物をわざわざ置くのは、これも嫌がらせだ」と語気を強めて言う。次週、私と精神保健福祉士が訪問した。

「あれからも、境界の溝に古いスコップを置き、落ち葉をわざとまとめて置いたりすることがつづいている」と、こちらが少し話を聞こうとするのをさえぎり、バッグから写真を取り出し「これが証拠写真だ」と机の上に並べる。私たちには、普通に置いてあるような感じで意図的に置いたものとは思えないが、Fさんの気持ちが少しでもほぐれる方法を考える。Fさんの家の玄関とPさんの家の裏窓が対面となっていて、Fさんの動きがPさんの裏窓から丸見えである。それで、Fさんの玄関先に花を植えることにした。隣家との境界を確認してFさんの好きなチューリップやパンジー、ミヤコワスレの花と、ミニトマトやナスビ、キュウリも植えた。

エスカレートする隣家との諍い

Fさんの気持ちがいくらか和らいだと思ったのも束の間、一カ月もしないうちにFさんが診療所にいそいそとやって来た。「この前、一諸に植えた花を折られた。もう、我慢できない」とえらい剣幕である。「いままで言いに行っても話がわからん人だし、先生も嫌がらせだから挑発にのるなと言ってくれたから我慢しとった。もうこれ以上は我慢できない」と険しい表情である。

「チーとかアーとかウーとかテープを鳴らし、一〇年以上電波妨害をし、向こうは平気に暮らしているのは人権侵害でしょう。こちらが寛容にしているから調子に乗っている。これから警察に行く」

そういいながら、こちらの制止もきかずに警察へ行ってしまった。私は気になり、長女に電話を入れた。「家で待っています」というので、診察が終わり一九時半にFさん宅に向かう。周りの家は電気が付いているが、物音ひとつしない。Fさん宅には単車と軽自動車が止まっている。長女の車だろう、ご主人の車はない。Fさん宅に入ると、Fさんがしゅんとして坐っていた。「気になって、やって来ました」と言うと、Fさんは俯いて唇を咬んでいる。

警察に相談に行ったら、物的証拠が無いのだから、逆に訴えられますよと言われたという。「私のほうが訴えてやりたい」とも言う。Fさんのような場合は、まず服薬はしてもらえない。

薬が必要なのは相手のほうだと言うに決まっている。これまでも耳栓を勧め、こちらが感情的になったら向こうの思うツボだから、イライラしないためにと言って薬を強く勧めたが、やはり「相手が悪いのに、私が飲むのは逆でしょう」という返答だった。

二年間、Fさんの気持ちを言葉で受け止めるだけでなく、家族に協力を求め、長女の家で孫の面倒をみる、次女が妊娠し悪阻がひどいときは食事づくりに行くことを繰り返すことで、Fさんの気持ちはいくらか和らいでいるかに見えた。

しかし、変化は突然来た。五月の連休明けに診療所の電話がけたたましく鳴った。受付の電話の声が診察室まで聞こえてくる。Fさんからだ。

Fさん「いますぐに来てください、前の家のPと一緒に住んでいるP・Oがいきなり来て、壁を蹴り、玄関に水をまいて帰った。ちょうど長女が用事で来ているので、長女に変わるから」

電話を受けた精神保健福祉士も慌てているのがわかる。

長女「用事で母のところに来ていたら、突然、前の家の人（男性）が出て来て、うるさい、静かにしろと怒鳴って、バケツで玄関に水をまいて帰って行った。怖かった」

その夜、精神保健福祉士と二〇時に訪問した。いつもと違う道を通ることにする。そういえば、最初の訪問からこの五月で二年が経過していた。Pさんの裏の窓は電灯の明かりがついている。Fさんはやや興奮気味、凄い剣幕で「やっぱり、ここまでして来た、言いに行かんと気が済まん。P・Oは今年の四月から仕事を辞めたようで、たまに姿を見る。二人（PとP・O）が夫婦かどうかわからない。コソコソしたことをするだけあって、滅多に顔を見せない」と言った。

私たちは「近隣の問題であり、保健所の保健師に動いてもらおう」と提案した。ご主人も帰って来て「そうしてもらうのがよい」と同意した。Fさんが「何時、行けばよいか？」と聞くので、「明日、連絡を入れておく」と返事して帰った。

帰りは二人はとも無言だった。よく考えれば、Fさんの支援はある程度できていたが、Pさんのことは抜け落ちていた。相手があるとき、相手が特定な場合はなんらかの動きをする。こちらから説明し納得してもらうか、家族が説明・謝罪に行ってもらう場合もある。「私たちの人権はどうなるのか？　患者の立場ばかりを言う」と、よく言われるが、医師の立場で話すとある程度わかってもらえることもある。もちろん、それは本人の行動が安定してゆくことが前提となる。

翌日、朝八時半に保健所に電話をかけ、担当の保健師に状況を説明した。

煮え切らない私を救ってくれた意外な結末

その日の昼に保健所から電話が入る。「先ほどFさんが来られた。水をかけられた玄関の写真を持って来て、話を聞いた。来週中に高齢者地域包括支援センターのスタッフと同伴訪問することになった」と言う。

一週間後、報告があった。

「Fさんは同じような話をしたが、PさんやP・Oさんは体調や困ることについては、とくに何も言われなかった。ときどき訪問してみます」

Fさんには、「ひょっとして、Fさんの声が大きくて、Pさんが怒っているのかも知れない、家の中はよいが、外では大きな声を出すと誤解されるかも知れないので気をつけよう」と提案したが、Fさんは合点がいかないようだった。むしろ、以前より外での声が大きくなったようだと、長女が心配する。長女の心配は当たった。

一カ月後、PさんがFさんの玄関の下駄箱に水を撒いた。前回よりはるかに量も多かった。私は、その二日後に訪問した。「パートの仕事から帰って洗濯物を干していたら、いきなりP・Oが出てきて、何も言わずに私の単車を倒し、一旦家に帰ったと思ったら、バケツに水を入れて玄関にその水を播いて行った。そのときは怖くて急いで家に入ったが、あとで腹が立って、腹が立って」と唇を震わせながら一気に話す。「Fさんが家の前で大きい声でぶつぶつ言ったのでは？」と聞いてみたが、Fさんは聞く耳持たずである。

このままだと、FさんもPさんもエスカレートしそうだった。打つべき手を考える。Fさんはいくら説得しても服薬しそうにない、入院させるにも強制となるだろう。再度、Pさん宅に家族が行って事情を話すことも考えたが、家族の足が重いのは目に見えている、保健所に再度依頼しょうかと煮え切らない私に、みんなが苛立っているのがよくわかった。往診鞄を持ってFさん宅を訪れていることは、Pさんもきっと知っているはずだ。でも、治療をしているのなら前よりよくなっているはずだと言われたらどうしようか。「もう少し時間を」と言っても、説得力はないだろう。いつも「判断するときではない、決断するときだ」と患者さんに言っているのに、自分のことになると、なかなか決断できないのが情けない。

そんな私の迷いは、思わぬことで終了となった。Pさんが引っ越したという話を聞いたのは一カ月後だった。

Fさんの高笑いとは裏腹に、私の心は重たい。

立夏の山桜桃《ゆすら》

今年七七歳になるGさんは、診療所開設二年後に保健所の紹介で往診したから、もう四一年の関わりになる。年齢は私と二歳違い。Gさんは若々しいし、肌の艶もよい。当時は「痴愚」といわれ、私のカルテには「接枝分裂病」という記載がある。

学生時代のフィールド調査を思い出す

新緑の中を吹き抜ける薫風を感じながら、国道を南に曲がり、田んぼ道を進むと何軒かの家屋が現われた。役場の保健課で保健師と打ち合わせ、車を少し離れた広場に止め、そこから歩いた。当時は町村の保健師は国保保健師と呼ばれ、個人の生活や家族相談に取り組みはじめていた。当時、よく私に付き合ってくれた保健師は「超勤をつけると上司にいちいち報告しないといけないので」と言いながら、一八時からの訪問に同伴してくれた。

田んぼに入れる用水が小川となり、ハヤが川を遡ろうとしている。二〇分くらい無言で歩く。

Gさんはどんな人だろうか。ここから小学校へはかなりの距離があるし、集団登校もなかった時代で、一人通学しているGさんの姿を思い浮かべる。

私は大学四年生のとき、児童精神科教室に通い、当時、知的障害児で「就学免除」となっている児童の日常生活、兄弟のこと、自分の名前の書き方の学習などの調査に参加したことがある。「分離教育」の始まりであり、親の自分の子どもにも教育を受けさせたいという思いとは別の、「養護学校義務化」となった制度である。

そのとき訪問した村の風景が、いまも脳裏に残っている。田んぼの中の道を同期生と二人で歩き、地図を手がかりに該当家庭を訪ねる訪問調査だった。家から家は一時間ほども要する道を歩いた。玄関で訪問の意図を伝えても、閉め出されることが多かった。私たちの訪問は、就学の権利をどの子にも、そしてどれだけの親がそう願っているかを明らかにしょうというものだった。就学以前に地域から排除されても、必死に自分の子を守ってきたのに、大学の研究のために何を協力する必要があるのか、医学生に何がわかるのかといった母親たちの疑心の視線を感じた。教育は「権利」なのか「義務」なのか、「国家」と「国民」はどちらが優先するのかを争った家永訴訟が提起されたころである。

そんな、当時のフィールドワークとなった田んぼや家並みを思い出した。この時期、田んぼにはレンゲ、タンポポの花が咲き、えんえんとつづく調査を同級生と歩く足取りは、きょうと同じように重かった。

娘を守ろうとする母親の堅い意志

保健師の話では、Gさんは中学校を卒業し、家で田畑の仕事を手伝っていたという。一六歳のころからブツブツと独語を言い、不眠となっていった。ある日、通りがかりの男性に車で関西のほうに連れて行かれ、二カ月後、警察に保護されて関西の精神科病院に入院となった。ただちに家族が迎えに行き、岡山の精神科病院に移し三年間入院した。退院後、薬をもらっていたが、三カ月前より独語や不眠がつづき、夜中も寝ないと母親から相談があり、私の訪問となったのである。当時は保健所統合前だったので、地域の保健所（県単位でない）の保健師のフットワークはまだ軽かった。

Gさんの家に着いた。母屋にはみごとなユスラの白い花が咲いている。保健師がすでに三回訪問していたので母親やGさんは離れの部屋で待っていた。母親の腰は長年の農作業のためか、すっかり折れ曲がっている。

離れには母親とGさんの寝る部屋と台所・トイレがあり、入口に近いところに、当時、岡山が産地だった畳表に使う井草を縫い寄せる「サナダ」が置いてあった。Gさんはすぐに近寄り、「私、これしている。毎日しているから大変だ。忙しくてご飯を食べる時間もないし、朝暗いうちから始めて晩暗くなるまでしている」と、こちらが聞く前に先手必勝とばかりに話した。

さらに、先手を打って「私、病院なんか行かない。行ったら入院させられる。四年も五年も入院させられてよいことなかった。朝起きないと怒られ、おやつももらえん、外にも出してもらえん、ちっともよいことはなかった」と繰り返し言いつづけた。

母親が「そんなことを言ったらいけん。お前が勝手に知らん人に連いて行ったからや」と咎めるが、Gさんの拒否の言葉は止まらない。

「私は元気だから、家の手伝いもしている。元気、元気。先生も元気かな」

「私も元気だよ」と言うと「それならいい」と納得した。

体の具合いはと聞くと、「お腹が痛い」と言うので、保健師に手伝ってもらい、血圧と脈拍と触診をする。下腹部を抑えると「痛い」と言う。下腹部に手術痕がある。Gさんは痛いと言いながら顔は笑っている。そして、「ここから男の人の声で、お腹痛い、頭痛いと言えと聞こえる」と言った。

母親が「避妊のため、入院中に卵管結束の手術を勧められ、親として抵抗もあったが、また男の人にどこかに連れて行かれると大変なので同意した。きっと、そのときのことが痛むのかもしれません」と声を落とした。

Gさんは「遊びに行って、桜も見たいし、美味しい物も一杯食べたい」と言う。

私と保健師は、当時始まった保健所の患者会への参加を目標にしていたが、母親の「この子がどれだけ望んでも、家から外には出さない。連れ去られたときの焦燥はいまも消えないし、傷つくのはこの子です。私の目の黒いうちは何とかなる。だけど、私が死んだら、この子の弟夫婦がどれだけ見てくれるかわからない。いまのうちに弟夫婦の負担にならないように、この子に仕事を教えるのが親として務めだと思っている」と言うばかりである。

少しでも家以外の居場所や、患者会への参加を考えていた、私と保健師の思いは、母親の堅い意志に吹き飛ばされた。

Gさんの外出を禁じる重い門扉

帰り道、私たちは無言だった。母親の必死にGさんを守ろうとする思いや意志に、保健師と私は何も言えなかった。庭にある頑丈な門扉を見たとき、これでは外に出られない、この戸締りはひどいと思ったが、母親の思いを聞いて、私の考えの浅さに言葉を失った。そうだ、Gさんのお腹の痛みと、そこから聞こえる声、そして母親のわが子を思う気持ちは、Gさんと母親のつらい歴史が刻まれていたのだ。そこを見ることなく、家に閉じこもっているから何とかしようと考えるのは、専門家の勝手な思い上がりだったと反省した。

二週間後、薬を用意して訪問した。

Gさんは「遊びに行きたい。行ってもいいでしょ」と繰り返す。だが、母親は「いつまでそんなことを言うの。いつもこんな話ばかりになる」と取り合わない。

私と保健師は、Gさんと一緒に畳表を束ね、ときどき紅茶を飲んだ。

当時、社会保険の被扶養者は公費負担で、自己負担はなかった。精神訪問看護の点数もなく、在宅精神医療の算定もなかった。

三年後、近所のスーパーなどの外出は保健師同伴なら可能となった。当時、私も時間があったので、Gさんと一緒に車で近くの公園の桜を見に行った。やがて当院の女性ワーカーが保健師から引き継ぎ、訪問を開始した。ときには、途中で車から降りないという約束で、ドライブにも出かけるようになった。薬の処方も決まり、Gさんの状態も安定していった。

弟さん夫婦のお嫁さんがとても気の付く人だった。彼女がキーパーソンと見て、関係づくりに務めた。弟さんは口数少ない人だったが、実直な人だった。

一〇年後、母親が他界、弟さん夫婦がGさんの日常生活を見てくれている。Gさんの家での居場所を改善するため、Gさんも母屋で過ごすようになった。

救急医師の手際のよさに救われる

突然、訪問先のワーカーから診療所に電話が入った。「Gさんの様子が今朝からおかしい。

会話しても返事が返ってこない。自発語が少なく、ふらつく」と言う。私は脳梗塞だと考え、その日の診療をパートの医師に依頼し、一六時にGさん宅に行った。夕方のラッシュに遭い、車がなかなか進まない。Gさん宅に到着すると、自力では立てないし、こちらの問いかけに「うん、うん」と答えるが、要領を得ない。血圧、心電図、反射などを調べるが目立った所見はなかった。

往診するとき、心電図計やハンマーは常時の携帯品だ。しかし、明らかな変調があるので近くの救急病院に電話を入れて検査を依頼した。弟さん夫婦もすぐ駆けつけてくれる。救急病院の医師も、明らかな所見はないが、一泊の検査入院を決めてくれる。GさんのICUでの点滴が始まったのを見て、弟さん夫婦にお礼を言い、病院の大きなアナログ時計を見ると二二時を指していた。

車に乗り込んだとき、初めて疲労を感じた。救急医師の手際のよさによって救われたと思う。他の病院では二～三時間は待たされることも多いが、医師である私が同伴したことでそれなりの効果はあったのだろう。救急病院といってもいろいろである。それぞれの地域において、どこの病院が救急として診てくれるのかを事前に把握しておくことが大切である。ただ、精神科の「わに診療所」と名乗っただけで断られることもあった。でも、いつも肝心なところでは手抜きせずに動くことが救急の使命だろう。

原因ははっきりしなかったが、Gさんは元気を取り戻した。
当院の精神保健福祉士と看護師が訪問をつづけている。血圧や体調をチェックし、急変があれば私が診療中でも携帯につながるようにしている。そして、ときどきGさん宅を往診する。Gさんは「先生、元気や。若いなあ、白髪が増えたけど若い、若い」と、こちらが何か言おうとする口をふさぐようにしゃべる。
私「Gさんも若いよ、肌の艶もいいしね」
Gさん「家の中で歩いて運動している。自分の部屋を掃除して、あとはテレビ見て。元気、元気。どこも行かんようにしている」
最後の「どこも行かんようにしている」は気になったが、そうGさんのほうがずっと母親との約束を守っている。Gさんのほうが私よりよっぽど徳を積んできたのだ。そして、それを支えてきた弟さん夫婦に感謝した。訪問初期、弟さん夫婦のお子さんは幼稚園児だったが、すでに社会人となり、結婚して子どももいる。
三年後、前回と同じ五月にGさんがふらつき、反応が悪くなった。私はY病院を紹介した。一週間の検査入院で、とくに異常は見つからなかった。退院後に訪問した。
Gさん「元気、元気。どこも悪くない。先生も元気や」
私「ウン、ウン」

Gさんを見守る、暮らしをよくしようということは、精神病や精神医療によって引き裂かれた家族を結びつけ、つなぎ合わせる営為なのだと思う。

最近、弟さんが来所し、「自分も定年になって、家の中の書類を整理していたら、妹（Gさん）名義の畑地の権利書が出てきた。今後のこと、相続や相続税のことを考えて、任意後見人制度を利用したい」という申し出があった。そこで、Gさんに確認してみた。

Gさん「弟に任せている、私はお金の計算もできんから、弟に任せている」

そう繰り返すので、私は診断書を書いた。それにしても、Gさんを自宅閉居させる母親に最初は疑問も感じたが、改めてGさんに対する深い愛を知った。

Gさん、あなたは幸せだ。新緑に風立ちぬ、である。

薄暑の梔子《くちなし》

ある町の保健師から「三カ月ほど前から、三五歳の女性が大きい声で独語、近所をうろうろし、苦情が出ている。何回か訪問したが、取り付くしまのない感じなので、往診をしてほしい」と電話が入った。一週間後、町役場で打ち合わせをした。

Hさんは今年三五歳になる。結婚して小学校に通う娘と息子がいる。ご主人は土木関係の仕事で泊りがけで現場に張り付くことが多く、月に一〜二回しか帰宅できない。息子を出産後、寝込みがちで、小学校四年の娘が買い物に行くこともあった。普段から無口で、近所にはご主人の兄家族の住まいがあり、畑仕事や家事のことでいろいろ言われることも多かったと保健師が話してくれた。

保健師同伴で訪問した。Hさん宅の近所は農家が多く、構えもしっかりした大きな屋敷が目につく。どこからか、クチナシの甘い匂いが漂ってきた。田植えが終わったばかりの田んぼには水が張られ、カエルが生命を謳歌するように鳴いている。Hさん宅がなにかポツンと孤立しているように見えた。

すでに保健師が何回か訪問していて、子どもの検診などで少しは顔なじみになっていた。保健師のあとをついてゆく。玄関を開けると土間になっていて、そこから声をかけた。土間には小さな窓越しにツバメが入ってきて、生まれたばかりの雛がエサを催促してしきりに鳴く。

保健師が声をかけるが、Hさんはなかなか出てこない。二〇分ほどしてHさんが独り言を言いながら出て来た。ベテランの保健師は、さりげなく「今朝は食事とれた、昨夜は眠れた」と声をかける。Hさんは、問いかけには答えず「どこも悪くない、帰れ、帰れ」と言い、独言をつづける。そしてまた「帰れ、うるさい、用はない」と言った。保健師が私に「私たちにではなく、幻聴の声に対して言っているみたいです」と耳打ちした。

服薬の意味と、服薬することの大変さを理解する

保健師は週に一回訪問し、私と一緒の訪問は隔週一回だった。ベテランの保健師は粘り強かった。昭和五〇〜六〇年代の保健師（もう定年になったり、他界された人も多い）は、〝アリナミン保健師〟（ライシャワー事件後の訪問活動で「お薬、飲んでいますか」と声をかけて訪問したことに由来する）に疑問を感じながらも粘り強く地域活動をしていた人が多く、私の往診もそうした保健師との共同活動から学び、影響を受けることが多かった。

Hさんはいつも何かを考えているためか、こちらの話が入らないこともあった。子どもたちが帰って来ると少し落ち着くようだという保健師の判断から、夕方に訪問することにした。たしかに、昼間よりはよいようだ。再度、保健師が私が医師であることを紹介し、私は幻聴に負けない気持ちと声で「Hさん、最近は眠れていない、食事もとれていないようだ。それでは体が持たず、家事や子どもたちの世話もできなくなりますよ」と、ゆっくり、しかしはっきりと、繰り返し声をかけた。保健師も「子どものためにも、余裕をもたないと駄目だよ」と語りかける。私は、この言い方は脅かしじゃないかと自問しながらも、別の言葉が出て来ない。

やや強引に血圧を計り、「きっといろんなことが気になりすぎているのだと思う、不安な気持ちが強いかもしれないが、本当は大丈夫だと思うよ。薬を使ってゆとりを持ちましょう」と提案した。もちろん、薬の説得も時間をかける。「薬では解決しない」「薬で病気にさせられる」「薬でどうにかなってしまう」と思っている人も多い。なにより、統合失調症の薬を飲むことは「統合失調症という病気も一緒に飲み込む」という大変さを、こちらが十分に知っておくことが大切だ。「病識がない、だから服用しない」という考えを、私たちは捨てるべきと思う。

服薬の意味と、服薬することの大変さをHさんに伝えながら説得する。その人が、一生飲まないといけないことを思えば、三時間は短い時間なのだ。自問していた私は、やっと「不安や焦りを少しとり、余裕ができてから一緒に考えよう。このままだと本当に病気になるよ」と説得した。この「本当に病気になる」という言い方は、焦りの強い人には意味がある、自分でも、このままでは大変なことになるという思いがどこかにあるからだ。

保健師と私の訪問時は何とか服薬してくれるが、週一回の服薬では「飲み心地」もわからない。私の訪問を夜の一九時半にして、やや鎮静の強い薬を試みたが、週一回ではHさんにはよかったという感じはないだろう。

半年後、Hさんは、そのときのことを「保健師さんや先生が心配して来てくれていたのはわかっていたが、単身赴任の主人に女性ができて、その女性の声でこの家やお金や土地は自分のものだ、全部取ってやる、お前（Hさん）を追い出してやると聞こえていたので、寝ているどころではなかった。すぐ近くにその女性が来ていたので追い返すために、帰れ、うるさい、用はないと言っていた」と話してくれた。「帰れ、うるさい、用はない」は保健師や私に向けられたものではなかった。Hさんのように、往診のときに「帰れ」はよく言われる言葉だが、必ずしも私たちに向けられたものばかりではないことを確認した。

入院不安や入院不信を粘り強く説得する

Hさんは週一回の訪問と服薬、ご主人不在で頼る親戚もいない状態では、不安、焦り、怒りは納まらず、近所の家に怒鳴り込んだりすることが増えた。入院も止むを得ないと判断し、ご主人が出張から帰宅したときに入院の打ち合わせをした。ご主人は「自分は出張が多く、家にいることができない。子どもはまだ小さいし、働かないと食ってゆけないので、入院をお願いします」と言った。

Y病院は、土曜日の夕方でも入院を引き受けてくれるので依頼することにした。

当日、保健師は、三週間の入院予定で二人の子どもの担任教師に協力要請をし、朝は家まで迎えに来て、昼食は学校の給食、夕食は保健師か担任が交互に家庭訪問する段取りをつけてくれた。また、子どもたちには「お母さんは体の具合いが悪いから入院するが、学校や食事のことは心配しなくていいよ」と話してくれていた。

Hさんは、入院に抵抗感が強かった。おそらく自分の家に主人の女性が入ってくるのではないかという不安や、子どもたちのことが心配だったのだろう。

初めての入院はだれしも抵抗がある。それは「病識欠如」と同じように「入院拒否」ではなく、「入院不安や入院不信」の場合も少なくない。入院する病院には鉄格子があるのか？　病室は？　どんな治療をされるのか？　といった不安が強いのは当然である。また、以前の入院経験にもよる。いつも治療に対応してくれる医師や看護師がいることや、療養に専念できる環境があることと、何より重要だと思うのは、その病院まで私（または当院のスタッフ）が一緒に付き添って行くことを約束することで、多少なりとも不安は和らぐ。

私もHさんに「いまはしっかり療養に専念するときである。療養してだれにも邪魔されずに家事や育児ができるように回復することが大事である」と話した。

Hさんは急に席を立ち、トイレに入り中から鍵をかけた。だれだって入院は嫌だし、初回の入院は不安だと思う。ここは時間をかけるしかないと腹をくくった。外から「きっとよくなる、入院の不安もあるだろうから、私が一緒に行く」と声をかけ、保健師も「入院中の子どもたちのことは心配しなくてよい。朝と夕方に担任教師と自分（保健師）が世話するから、早くよくなってまた家事や子どもの世話ができるようになって欲しい」と語りかけた。ご主人は「よくなって家事をしてくれないと困る。おまえが家のことができきんと、自分も安心して仕事に行けない」と訴えた。このときも、幻聴に負けない強い気持ちで声をかけた。

一時間ほどしてHさんがトイレから出てきた。口の中で独語をつぶやきながらも「入院してよくなろう」という言葉かけに沈黙しているが抵抗はないようだ。Hさんは入院への抵抗だけでなく、トイレでいろんなことを考えていたのだろう。考える時間が必要だったのだ。トイレに逃げ込んだと考えるだけではHさんの行動は理解できない。Y病院に着いたのは二二時を過ぎていた。担当の医師を紹介し、看護師に引き継いだ。

看護師はHさんに安心感を与えるように「私たちが力になります、何でも相談してください。

わからないことがあれば言ってくださいね。夕食は用意してありますので食べましょう」と語りかけてくれた。

三週間、Y病院入院中は、子どもたちを、約束通り保健師と担任教師、それに当院の精神保健福祉士が朝と夕方の二回訪問してくれた。そして、子どもたちが元気に登校していることを入院中のHさんに報告した。三週間でHさんは退院した。表情もよく、会話もスムーズになり、「入院前はいろいろ気になり考えすぎていた。あまり考えないようにしょうと思う。私が元気でないと子どもが困ることがわかったし、眠れないといろいろ考えてしまう。悪いようにばかり考えてしまう」と話した。

私は「服薬をつづけることを約束してほしい」、退院直後でもあり、どこか気を張っている様子だから、「入院疲れもあるから、少しずつやってゆこう」と言った。

意外に入院疲れはあるものだ。集団の中での緊張や、初めて会う人との共同生活、医師や看護師の目にさらされることは、かなりの緊張を強いられる。また、退院したらすぐに以前のように動くことは危険である。

Hさんの隠されたトラウマに気づく

退院後二カ月ほどして、Hさんが「自分のお腹から声がする。死ね、トイレに行くな、食べるな、寝るなと、怖いことばかり聞こえる。入院前はもっと多くて大きい声で、その声に負けまいと必死だった。子どもに影響がおよばないように声の主に必死に叫んでいた。いまでもときどき声が大きくなると怖くなる」と訴えた。

私「それは怖いね。でも、そういう声は本気にしなくても大丈夫だよ」

Hさん「先生はそういうけど、本当に聞こえるし、私の体の中にだれかが入っていて、怖いことを言う、その通りにしないと何をされるかわからない、何とかしてほしい」

私はHさんの不安と恐怖心を受け止め、ゆっくりと「その声の主を相手にすればするほど、言うのかも知れない。Hさんはそんなことを言われたり、される人ではないから、言わせておけばいいよ」と言ったが、Hさんの顔が曇った。

どうしたものかと、保健師と精神保健福祉士に相談した。保健師はしばらく考えて、小さな声で耳打ちするように、「忘れていたことがひとつある。Hさんの長女が三歳のときに遊びに行って、すぐ近くの溜池で溺死する事故があった。普段は水も少ないが、田植え時期で深さが一メートルくらいになっていた。もちろん、Hさんを咎める人はいなかったし、翌年から溜池の周りにガード網が作られた。Hさんにとっては、この事故は辛かったのだと思う。だから、子どもを守ろうとする思いが人一倍強いのではないか。退院して安心していたが、子どもの相談や学校の担任と連絡をとって、子育ての支援を考えます」と言ってくれた。

そして再度、保健師の訪問が始まり、Hさんの相談にのってくれることになり、担任教師もときどき家庭訪問をしてくれるようになった。Hさんには「不安になると、また不安なことばかりを考えるので、薬を少し増やそう」と提案した。保健師や担任教師の訪問が始まり、子育ての不安が相談できるようになって、Hさんは薬の増量を受け入れてくれた。幻聴が増えているだけでは薬の増量は難しかったと思う。お腹の中の声（幻聴）はHさんの長女の溺死とは無関係ではなさそうだ。私は、古傷に塩を塗るようなことはしないように、とくに配慮した。

往診を始めて三五年、Hさんの腰も曲った

退院後一年を過ぎたころ、単身赴任のご主人の会社もバブルの崩壊、不況で収入が減った。このことが新たな不安材料とならないよう、当院の精神保健福祉士と障害年金の申請を相談した。三カ月後に二級の決定通知が来た。

Hさんは「なにか悪いような気がするが、生活は助かるし、大事に使いたい」と言った。

一〇年後、それまでかかわってくれた保健師が退職となり、以後は当院の精神保健福祉士が訪問を継続し、生活相談にのっている。私の往診は、お腹からの声が大きくなり、食事が減り考え込むことが増えたときだけである。お腹の声はHさんのものだし、完全には取れない。また、取ってはいけないものと思っている。薬を微調整するだけである。Hさんには、声を本気

にしないようにとは言わず、もう十分に子育てしたから自信をもつようにと語りかける。

ご主人も定年となり、長女は専門学校を卒業して就職、長男は高校卒業後、家から仕事に通っている。当院の精神保健福祉士が訪問する時間帯もあるのだろうが、夫婦でテレビの時代劇「水戸黄門」を見ていることが多いという。「人生、苦もありゃ楽もある」という、主題歌に共感しているのだろう。

往診を始めて三五年、Hさんの腰も曲った。ご主人の耳も遠くなり、テレビの音量が大きくなった。往診や訪問でHさんと話していると、Hさんが「テレビの音、小さくしてよ」と言い、ご主人が「わしは聞こえんのじゃ」と、互いを気遣った会話となっている。

Hさんは「長女はめったに帰ってこない、もう三〇歳になるのに、結婚どうするつもりなのかな?」と笑う。「そのうち、いい人を連れてくるぞ、心配するな」とご主人。

今年もHさん宅の土間にツバメが来た。ピーピーと雛がエサをせがんでいる。外に出ると、周りの田んぼに水が入り、田植えが始まっていた。Hさんの庭にも、いつのまにかクチナシの花が咲き、主人が「去年植えたら大きくなった」と言い、Hさんが「この甘い匂いが好き」と花びらに顔を近づける。

Hさんの優しさと、忍耐は素晴らしい。

長梅雨の紫陽花《あじさい》

Ｉさんは今年五六歳になる女性である。一人っ子の息子さんと二人暮らし。一八歳になる息子さんは、ずっと引きこもりの生活のようだった。

二二歳で結婚し、二五歳のころに一度入院をしたことあるらしいが、詳しくはわからない。三二歳で離婚。うつ状態であったが「人の視線が気になる」と訴え、この五カ月は外出もままならず、公営住宅に閉じこもりがちだった。

通院も困難なようで、何とか三回は受診するが、中断になって四カ月後、生活保護を受給しており、担当者が訪問したところ、食事もとらずに独り言を言い、部屋の中を動き回って話しかけにも応じず、ときどき大きな声で「殺してやる」と叫んでいた。息子さんは怯えきって部屋から出てこないし、心配だという担当ワーカーから電話が入った。「これから、説得して受診させたい」と言う。

服薬を拒否するので、やむなく緊急入院を決断

梅雨に入った六月も半ばの、うっとしい日だった。

Ｉさんは痩せてやつれている。私の言うことにも返答がなく、口の中でぼそぼそと呟く。待合室からの声に表情が険しくなった。椅子に坐れず、診察室に置いてある本のところへ行き、頁を繰ったり、床に投げたりして落ち着かない。見る物、聞く物がすべて気になって仕方ないようだ。

「きっと、本当はＩさんが感じているより大丈夫だと思う。不安が強いだけです。まず、不安を少し和らげましょう」と声をかけるが、少しも落ち着かない。いまの状態はかなりきつい、不安を取ろうと内服液の服用を促したが、口をキッと結び、開けようとしない。看護師が時間をかけて説得するが、服薬は困難と判断した。息子さんのことは福祉の担当者に頼むから大丈夫だと伝えても、Ｉさんはいっこうに落ち着かない。五分ほどためらって、私は入院を決断し、「薬は眠る薬ではない。入院してよくなることを考えよう」と提案した。

Ｉさんの動きがいっそう激しくなった。一瞬、診察室に緊張が走った。明らかに抵抗感が強い。おそらく最初の入院が、かなり不本意だったのかもしれない。当院のＰＳＷに入院先の病院を当たるよう指示した。二〇分後に、Ｙ病院から病室が空いていると返事があった。

一時間経っても内服しないＩさんに「ごめん、いまはこうするしかない」と筋肉注射をした。

看護師二人で手を持つが、意外にIさんの抵抗はなかった。きっと私の入院の意志が強いとわかったのだろう。看護師に抱えられて診察室を出てゆくIさんのうしろ姿に向かって、私は「きっとよくなるよ」と声をかけた。Iさんは少し振り向いて、出て行った。診療所の裏口に車を回し、PSWと看護師が一緒に付いて行った。

診療所の隣りにある家のアジサイが咲き始めていた。

当院からの入院は、必ず当院のスッタフが付いて行き、相手先の病院のスッタフに引き継ぐようにしている。それは、Iさんの情報・病状を伝達することでもあるが、Iさんにとっても安心感となるだろうと考えるからだ。病院に向かう車の中で、Iさんは「早く、家に帰れるかな?」とぽつんと言ったという。入院拒否ではなく、入院への不安が強かったのだろう。入院中に気になる家族のことや心配事をどうするかは、当然話し合っておくべきである。

不規則な服薬で幻聴が増悪したIさん

Iさんは三週間で退院した。家のことが気になるのは当然だが、「元夫の声で、金を盗る、台所にガスを流す、玄関から入る」といった幻聴で、Y病院でも落ち着かなかったようだ。

何とか服薬はするようになったが、自宅に帰ってからは不規則となっていた。退院五日目にIさんから電話がかかってきた。「先生に代わって」と言う声が診察室にまで聞こえてきた。

電話に出ると「助けて、いますぐに来て。殺される」と叫んでいる。私は「大丈夫だ」と言いそうになって、口をつぐんだ。Ｉさんは間髪入れずに「殺されるくらいなら、死んだほうがいい」と言うので、とっさにこれは只事ではないと判断し、至急、看護師と往診した。往診鞄に注射器と飲み薬を入れておいた。

Ｉさんの家は公営住宅なので、だいたい場所はわかる。日中なので周りへの配慮が必要だ。看護師はＩさんの部屋の前に車を止めようと判断し、往診鞄から往診セットを取り出し、布袋に入れ替える。教会の宣教師のように振る舞おうというのだ。

車を降り、素早くＩさん宅に入ろうとするが、鍵がかかっている。それも二重ロックになっている。チャイムを鳴らしたが、応答がない。そっと窓から覗くとカーテンが揺れていた。大声で呼ぶと近所に聞こえるので、どうしようかと思案する。ＩさんからＳＯＳの電話があったのは事実だし、おそらく私が元夫の声をまねしていると思っているのであろう。どうすれば中に入れるかと頭をひねる。看護師が「名刺を」と小声で言った。厚いドアの郵便受けから名刺を差し入れた。ドアの向こうでストンと乾いた音がした。もう一度「Ｉさん」と呼ぶと、玄関に出て来る足音がして、ゆっくり鍵を開ける音がした。ドアが少し開いて、私を見ると、お辞儀をしてチェーンを外した。私たちが中に入ると、すぐにドアの鍵をかけた。

「私たちが来たから、もう大丈夫ですよ」と声をかけた。Ｉさんは下を向いたままである。

戸が閉まったままの奥の部屋は、たぶん引きこもりの息子さんがいるのだろう。

Iさんの肩が震えている。看護師がそっと肩に手をやり、背中をなでる。Iさんは「病院から帰って来てから、前より元夫の脅迫が増えた。いま話していることも全部聞かれている」と、聞き取れないぐらいの小声で話す。声も震えている。私は「大丈夫だよ。百歩譲って、相手は脅かしているだけ。相手にしなければ何も起こらない。私たちが付いているよ」と断定的に言った。看護師も「きょうは私たちが来たから、元夫の声に負けてはいけないよ」と力強く支援した。

Iさんは「先生たちは元夫のことを知らないから、そんなことを言えるのだ。元夫は私の結婚前から貯めていた貯金二〇〇万円を勝手におろしたりするような人、何をされるかわからない」と怯えている。看護師は「私たちの言うことを信じてほしい。確かに脅迫かも知れないが、だからこそ向こうの挑発にのらないことです。挑発にのって動くことは相手にはまることだと思う」と繰り返し言った。私は「Iさんは、そんなことを言われるようなことはしていないと信じる。だから、自分の気持ちが動揺しないような薬を使ってほしい」と提案した。

Iさんは「悪いのは向こうなのに、どうして私が薬を飲まないといけないの？　飲むのは向こうでしょう」と気色ばんだ。私は「相手は理不尽な人のようだね。物事の道理がわかっているIさんならわかってもらえると思う」と苦しい説明をする。経験上、いろいろな苦労をしてきた人が多く、「道理」「徳」「人格」「人柄」などをきちんと語ることはきわめて治療的である。多くの患者が「自分は駄目だ、社会に通用しない人間だ」と思っているからだ。

Ｉさんの服薬は不規則で、幻聴による恐怖感は消えなかった。持効性の注射は最初の入院時の注射の嫌悪が強く、かたくなに拒否した。改めて、最初の薬や注射が、のちに影響することを確認した。

当院から週二回の精神科訪問看護を始めたが、夜間の私の携帯が鳴る日が増えた。夜間は診療所の電話は留守番電話とし、その録音が私の携帯に繋がるようにしている。いつでも医師の携帯に繋がるだけで安心感があるだろうという考えである。Ｉさんは、そうは行かなかった。幻聴は、眠っているときと、安心できる人と話しているときは和らぐ。だから、Ｉさんは電話を切ることがない。「ガスを撒かれた」「入口の鍵が少し曲がっている。元夫が入ろうとしたのに違いない」と警察や消防署に電話を入れた。そのつど、警察から診療所に、名前と病状、病名の確認があった。

市運営の訪問看護ステーションに応援を依頼する

困ったときこそ「私を処方」することが大事だ。眠りから醒めるときに、ちょっとしたアイディアが浮かぶものである。当院で精神科訪問看護ができるのは、看護師四人、ＰＳＷ三人、

ＯＴ一人だが、日常の業務もあり、精神科訪問看護は週に三回までという制限もある。ここは、他の施設の力を借りようと思った。「私の処方」は訪問看護を増やすことだった。市運営の訪問看護ステーションに電話を入れる。最近は訪問看護ステーションも精神科訪問看護を始めるところが増えたが、二〇年前は訪問看護ステーションの活動が始まったばかりで、精神科訪問看護はまだなかった。当時の市運営の訪問看護ステーションに無理に頼み込み、精神科患者の訪問をしてもらうように依頼に行った。運よく、以前保健所で一緒に仕事をしたことがある保健師さんが所長をされていて、話はすぐに通じた。「わかりました、モデル事業としてやってみましょう」と言ってくれた。

Ｉさんには「毎日、Ｉさんを守るためにやってくる看護師を増やしました。いままでより安心感が増えますよ」と伝え、当院から週に三回、訪問看護ステーションから週に二回の訪問を決めた。とくに訪問看護ステーションには、緊急時の訪問を依頼した。Ｉさんから「いま部屋にガスを撒かれた。息苦しい」と電話が入ると訪問看護ステーションから看護師がすぐに訪問して、大丈夫だと支援してもらう。何よりも、不安になったときに看護師が訪問してくれるだけでＩさんの安心感は増した。

薬の勧め方もストレートにしたので、リアルタイムに訪問してもらえるのは心強い。Ｉさんにとっても、当院一カ所だけでなく、他にもＳＯＳが出せることになる。また、他施設との共同作業は、Ｉさんのことをよりよく知ろうするとき、猫の話は好きだが犬の話は駄目だとか、意外にピンク色の服が好きだとか、私たちとは違った見方ができることになる。

二カ月後、Ｉさんはずいぶん安定した。服薬もできている。服薬については「青色の薬は気持ちがブルーになるから飲みたくない」と訪問看護ステーションの看護師に話したと聞き、錠剤の色を変えたら、それだけで服薬がスムーズになった。他の施設との共同作業であれば、当院に言えないことも言えたりするようである。

ヘルパーにはヘルパーの役割があるが、Ｉさんの訪問看護ステーションの看護師は、一の日がスーパーの安売りなので三カ所のスーパーを回って、ずいぶん安く買い物をしてくれた。

Ｉさんは三カ月後には通院をするようになった。若いときに関西の仕出し屋さんに泊まり込みで働いていたことがあり、調理に関心があった。当院のデイケアでは、土曜日はメンバーとスッタフが一緒に献立を考えて昼食を作っている。通院ができるようになったＩさんに、土曜日のデイケアを勧めた。最近では、自ら「きょうは肉じゃがを作ろう」とリクエストしたり、表情がとても明るくなった。近頃は、髪が白くなったのを気にする。

「先生よりはましだけど、女性だから気になるわ」

今年のアジサイは紫が美しい。

晩夏の桔梗《ききょう》

地域包括支援センターから連絡が入った。「今年五六歳になる女性を、近くの内科医師の依頼でヘルパーが訪問しているが、外出や買い物、家事をいっさいしない。いちばん気になるのは自発語がなく、こちらが声をかけても返事がないことだ。一度往診してほしい」と言う。つづいて、一〇日後、ご主人という人物が来院し、初対面とは思えない饒舌さを披露した。

「自分は若いころからギター、スキー、ボートと、趣味が多い。妻（Jさん）はよく働き、二人の息子を立派な社会人に育てた良妻賢母である。長年の疲れもあり、更年期障害になっているのじゃないか」と、一気に話した。しかし、「自分のような趣味もなく、もともと口下手で話もそんなにしなかったし、近所付き合いも少なかった。最近、外に出ないのは気になるが、自分みたいに毎日グランドゴルフに行けばいいのだが、家に一人でいるからは寂しいんじゃないかと思っている」とトーンダウンしてくる。

Jさんは生活支援も必要だと思い、当院の女性精神保健福祉士と同伴訪問を決め、二週間後に訪問した。

日没が少し早くなった九月中旬であった。今年の夏は暑い日がつづき、日中はまだ暑い。車の中で精神保健福祉士とJさんとの対応について打ち合わせをする。自発語がないことや趣味がないことから、好きな食べ物の話でもしようかとか、坐る場所をどうするかなどをシュミレーションした。こちらが二人で訪問するときは、患者さんと対面にならないようにするのが基本である。対面は相手に圧迫感を与えるからだ。私とご主人が対面に坐り、精神保健福祉士はJさんの横に坐る。きょうは食べ物の話で行こうと、「私たちを処方」した。

饒舌な夫と無言症の妻

伯備線を横切り、三〇分ほどでJさん宅に着いた。まだ夕陽がじりじりと照りつけている。ご夫人が言っていた駐車場はすぐにわかったが、道路が入り組んでいてJさん宅がわからない。精神保健福祉士が携帯電話でご主人に連絡をとる。一筋道を間違えていたようで、すぐ隣りがJさん宅だったが、もう一度表の通りに戻らないと辿り着けない。昔はきっと、まっすぐに行けたが、区画整理か何かで不便になったのだろう。最近は携帯電話があるので便利になった。以前は公衆電話を探し、道がわからなくなると、何回も公衆電話まで戻ったものだ。

玄関先に置かれたRV車の屋根の上にはカヌーが載っている。その先にちょっとした庭があり、房を付けたブドウの木とミョウガが植えられていた。石を上手に並べた小綺麗な庭で、その石の間からキキョウの花が咲きはじめ、秋の訪れを感じさせた。

玄関には、大工道具と思わる油とほこりにまみれた鋸や鉋、金槌が所狭しいと転がっていた。靴を脱ぐ場所を探していると、ご主人が「そこらに脱いどいてくれ」と声をかけてきた。

玄関のすぐ横の部屋に、Jさんがコタツに坐っていた。西陽がさす部屋でムッとしている。窓も閉まっているのでよけいに暑い。首を振る扇風機が低い音を立てていた。見ればクーラーもあるが生あたたかい風で、それを扇風機が掻き回している格好だ。ご主人はシャツ一枚なのに、Jさんはカーディガンを羽織っている。八畳ほどの部屋には、洋服ハンガーや食器などが乱雑に放置されている。コタツの上には、これから食べようとしていたのか、ナスビと油揚げの煮物や、醬油・胡椒の調味料、灰皿が置かれていた。壁にはエレキギターが掛けられ、その下には焼酎瓶とニッカウヰスキーの二リットルの大瓶が転がっていた。

ご主人は、私が質問をする前に、勝手に話し始める。

「きょうも朝からグランドゴルフに行ってきた。明後日の土曜日は試合で県外に行く。スケートをしていたが、最近、市内にスケート場がなくなってしまった。スキーもしていたが、近頃は雪も降らない。カヌーはときどき車で出かけ、あちこちの川でやっている。最近はもっぱらグランドゴルフで、早朝の六時から練習している」

私が「奥さんは毎日、どうなさっているのですか」と声をかけるが、それを遮るように「前はグランドゴルフに妻も誘っていたが、いまは来ない」と言う。壁に掛かったエレキギターに目をやり、「いまでも弾けるのですか」と聞くと、ご主人はニッコリ頷き、「こいつ（Jさん）と東京では歌声喫茶によく行った。カチューシャ、灯火など、ロシヤ民謡などを歌っていたなあ」とJさんに話しかける。

Jさんは少し微笑むが、口の中で何やら独語するばかりである。精神保健福祉士が「他にどんな歌を歌ったのですか」と声かけをしたが、Jさんは何も答えない。私がご主人に一曲をとリクエストすると「禁じられた遊び」を弾いてくれる。みごとな腕前である、エレキギターが切ないメロディを奏で、夕陽で暑い部屋が妙な熱気を孕み、スペインの裏町にいるような心地がした。私が「もう一曲」と言うと、Jさんはご主人の手を軽くつつき、「やめときなさい」という仕草をした。

やがて二人のなりそめの話になった。ご主人は関東の鉄工業で働いていた。東京の食堂で働いていた九州出身のJさんと知り合い、結婚。転勤で岡山に来たという。精神保健福祉士が「ご主人からプロポーズしたのでしょ」とからかうと、Jさんは少し笑った。

触診や血圧測定は貴重な身体情報をもたらす

二週間後、再び訪問した。坐る位置はいつものように私が主人と対面、Jさんの横に精神保健福祉士が坐った。Jさんは前回と同じ厚めのカーディガンを着ている。「暑いのでは？」と聞くと、ご主人が「これが本人のお気に入りなのだ」と言い、Jさんの好みの一つを知った。妻は「九州出身」という話になったとき、Jさんの顔がさっと曇ったのを、精神保健福祉士は見逃さなかった。九州や過去の話は避け、編み物や家事すべてにおいて得意だったということなので、次は料理の話題にしょうと、帰りの車の中で相談した。

Jさんの血圧を測定したが、収縮期血圧が一八〇、拡張期血圧が一〇六と高かった。適切な測り方ではないが、服の上からであれば抵抗感が少ない人が多い。また、脈拍や脈圧から身体情報を得ることもある。精神科医はあまりにもや血圧を測定することが少ないように思う。

Jさんは血圧が高いこと、ゆっくりした気持ちで過ごすこと、そのために薬の服用も大切であることを話し、少量の抗精神病薬と降圧剤を処方した。とくに血圧が高いので、ご主人に服薬を勧めてもらうよう依頼した。

ご主人の出自を訪ねるドライブ

さらに二週間後訪問したとき、ふと気になって、玄関に置かれた大工道具は鉄工所で働いていたことと何か関係があるのかと聞いてみた。

「自分には関係ないが、祖父が使っていたものらしい。祖父は広島県の東部山村の出身で、ここから車で行けば三時間ほどだ。その近くで鉄が採れたと聞いたことがある」と言う。

早速、私は次の日曜日、ご主人の祖父がいたという村へ車で行ってみることにした。市街地を抜けてかなり走った。そして、ところどころ紅葉しはじめた山間部のヘアピンカーブを曲がりきると、急になだらかな平野に出た。市町村合併でここも「市内」である。古い建物と新しい建物が川を隔ててあった。新しい建物はたいてい介護施設か保育所だ。どこを見ても鉄を採掘したような場所はない。資料館のようなところで聞いてみたが、ここで鉄を採ったという話は聞いたことがないという。

諦めて帰ろうとしたとき、この地方では有名な饅頭屋の看板が見えた。そうだ、この地の饅頭店なら老舗だろうし、何かわかるかもしれないと思った。私の直感はあたった。店の奥から八〇歳くらいの上品な老人が出てきた。まず一〇個入りの饅頭を購入し、「このあたりで、鉄が採れたと聞いたのですが?」と聞いてみた。老人は「それは戦前の話だろう、鉄といっても砂鉄だ。向こうの川で砂鉄が採れ、鉋流しといった。その砂鉄を採りに全国から大勢の人が集まって来たが、その人たちはジプシーのように、長く滞在することはなく、採るとまた違うところに去って行った。だから宿もないし、ここで砂鉄を製鉄することもなかった。まあ、昭和一五年ころまでの話だなあ。せっかく来たのなら、あの川に行ってみなさい、まだ川の土が黒いところがある、それが砂鉄だ。とてもあの量では鑄物にはならないけどね」と、流石に老舗を守って来た人だけに地域の歴史に詳しい。

川に行ってみると、確かに川底の一部が黒く見える。川に入ってハンカチで掬ってみると、キラキラと輝く砂鉄だった。もう一度川を見ると、さっきまで見えていた黒い砂はサラサラと流れ去っていた。私は「石見銀山」のように、砂鉄による村おこしを夢想していたが、それもサラサラと消え去ったようだ。しかし、砂鉄を求め、ジプシーのように各地を巡った人びとがいたことや、老舗の饅頭屋など、話題としては十分であった。

行きとは違う道を走り、ハゼの鮮やかな紅葉を見ながら帰った。道沿いにキキョウの花が咲き、その紫色が目に飛び込んできた。

生活の中の小さな表情・仕草に処方を探る

一カ月後、Jさんの独語は減ったが、相変わらず無言だった。ご主人はいつも饒舌である。ご主人と食べ物の話をする。「冷やっこに庭のミョウガとシソを刻んで薬味にすると美味しい。妻は好き嫌いはない。野菜と煮物と魚が好きかな」と言うので、私は思わず「九州はあご（トビウオ）ですか」と言いそうになって、口をつぐんだ。息子さんが二人いると聞いているが、そのことも聞けるような雰囲気ではなさそうだ。そこで、「また元気になって、家のことができるといいですね」と言ってみた。

帰りの車の中で、Jさんにとって、元気になって家事ができることが本当に幸せなのだろうかという疑問が頭をかすめた。精神保健福祉士に聞いてみると、「うーん、そうですね。Jさんは夫や息子二人のために懸命に仕事と家事をこなしてきたのだと思う。だけど、報われた感じがしないのではないかと思う。よくわからないが、これからは家族のためだけでなく、自分のために生きてほしいですね」と言った。私は黙って頷いた。

Jさんが好きなものが食べられるといいと思い、その後も食べ物の話が中心となった。Jさんは以前より頷き返す回数が増えた。精神保健福祉士が梨を持って行き、皮をむいて、自分も食べながら「Jさんもお一つどうぞ、ご主人もどうぞ」と勧める。私も一口食べる。みんな黙々と梨を食べた。Jさんは最初、要らないという素振りをしたが、三人が食べているのを見て、一口、二口と、ゆっくり口に運んだ。

ご主人はいつもの饒舌で、倉敷の鉄工所で働いていて景気がよかったころは泊まりがけの忘年会があった、梨狩りで鳥取砂丘まで行ったこともある。社の保養所がいくつもあった。景気が悪くなる前に退職したから企業年金もよい。いまの人は厚生年金の掛け金が増え、老齢年金は減るばかりで大変だなあ、と精神保健福祉士に向かって言う。精神保健福祉士は「はい」と娘のような可愛い声で返事をする。Ｊさんはきょとんとしているが、心の中で「バカばっかり言って」と笑っているように見えた。

次のときは柿を持って行った。Ｊさんはなかなか口にしようとしない。精神保健福祉士がたまたま持っていた小さいチョコレートを差し出し、Ｊさんに勧めた。Ｊさんはふと首をかしげたが、そっと食べはじめた。そうか、Ｊさんは入れ歯が合わず、固いものを食べることができないのではないか。初めてそのことに気付いた。

ある日、一時間半ばかり往診してして立ち上がろうとしたら、足がしびれていてふらついた。そのヨロヨロとふらつく私を見て、クスッと、Ｊさんが確かに笑った。往診では、予期せぬ動作・行動も、その場の雰囲気を和らげるものである。

六カ月後、ご主人が「こいつが昨日、目玉焼きをつくってくれた」と嬉しそうに報告した。精神保健福祉士が「美味しかったでしょ」と間髪入れずに返す。「久しぶりだ、もう二年くらいになるかなあ」と感慨深げである。Ｊさんの顔にも笑みがこぼれた。このころから自発語はないが、肯定には頷き、否定には首を振るようになった。

ヘルパーが週二回通っている。Ｊさんは服の着替えや掃除もしているという。ヘルパーからも、前より反応がいいし、動作もテキパキとなったと報告を受けた。

頑張れ、Ｊさんは必ず幸せになれる

二月、冷たい風が吹き、日没も早い。夕方一七時はもう夕闇となっている。Ｊさん宅に着くと、主人が慌てた様子で出てきた。「昼過ぎから妻の様子がおかしい。歩けない、夕食もこぼす、うまく話せん。こっちの部屋で寝かしている」と言う。瞬間、脳梗塞が頭をかすめる。血圧を測定し、ペンライトで瞳孔を、ハンマーで反射を診る。血圧が上がっている。明らかに左の麻痺が出ている。「左手で握って」と言うが、力が入らない。「歩けないんだね」と言うとＪさんは頷いた。意識は清明である。一二時間は経過していないというので、近くの救急病院に電話を入れた。Ｊさんに「脳梗塞だと思う。これから病院に行くからね」と語りかけると、はっきり頷いた。

しかし、救急車を呼ぶと言うと、Ｊさんは激しく首を振った。私は「迷っているときではない」と叱ったが、ご主人は自分が背負って行くと言う。当院の車を玄関に横付けし、ご主人が背負い、私と精神保健福祉士が横から抱き支えた。脳梗塞のため、Ｊさんの身体はかなり重い。

救急病院で担当医に経過を説明し、検査が始まった。ＣＴで脳梗塞の診断となった。ただちに点滴が始まる。病院の時計を見ると二三時三〇分を指していた。救急病院の医師がＪさんに「明日からリハビリをしましょう」と言う。私もＪさんに「大丈夫、リハビリを頑張って元気になろう」と声をかけた。Ｊさんはホッとしたのか、笑顔で「うん、うん」とはっきり声を出した。ご主人は「ありがとうございました」と深く頭を下げる。

家庭内の何気ないものの中に、その家族たちの歴史が埋もれていて、そこから家族の絆が見えてきたりする。無言症の人には、医師と家族が頻繁に会話を交わし、それを本人に聞かせるようにすることも、私の一つの処方である。本人にとって被害的にならない話であれば、問われて答えるより聞いているだけのほうが楽な人も多い。私たち医者はあまりにも聴きすぎて、語りが極端に少ない。

救急病院を出ると、風は依然として冷たいが、それがかえって心地よく感じた。

初秋の秋桜《こすもす》

吹き来る風にコスモスが揺れて、長かった夏に終わりを告げようとする一〇月初旬、五〇歳を過ぎたと思える女性が診療所を訪れた。

何かを決意したような、緊張と硬さが全身から伺えた。こちらからかける言葉も、つい事務的になってしまう。数分の沈黙があって、女性は意を決したように口を開いた。何回も練習したような、抑揚のない口調である。

「今年二五歳になる長男のことですが、今年の春に警察に呼び出されて、何か事情を聞かれたようです。帰ってから、いろいろ聞いても何も話してくれません。思い当たるのは、去年の一一月から何回か私の家の近くで、数人の女子中学生が知らない男性に声をかけられるということがあった。私の家の三～五キロ離れたところに学校がある。息子はこの三年は家にずっといて、たまに出かけるだけで、家族と一言も話をしません。わが子を疑いたくはありませんが、シロと思うほどの自信が、恥ずかしいのですが、ありません」

「私が息子さんに事実を聞くのですか?」と言いかけるのを遮るように、「先生に、それを求めているのではありません。覚悟はできているのです。関係があれば『ある』と言葉で言えるようにしてほしいのです、黙っていれば変に疑われるだけです。私もこの半年は買い物も人のいない夜に行っている始末です」と言う。

私は「息子さんは何かがあって、話さなくなったのですね。私が行ったからといって、すぐ話すわけでもないでしょう」と、すでに逃げ腰になっている。

「それも承知でお願いしているのです。時間がかかるのもわかっています、他に頼れる人がいないのです、主人は息子が中学校二年生のときに病気で亡くなりました」と言うと、母親の目からどっと涙があふれ出し、激しい嗚咽となった。その姿は、私の気持ちを動かすに十分だった。言葉より気持ちが伝わることが、いかに大切かを逆に思い知らされる。

「わかりました。二週間後の夜の診察が終わってから、二一時ころ、ご自宅に伺いましょう」と言って、地図を書いてもらう。

そして、いつものように、家に帰ったら、息子さんに返事がなくても「きょう、診療所に行ったこと、話をしないおまえのことを相談したら、病院の先生から、だれにも言えないような辛いことがあったのだろう。辛いのはお母さんより息子さんですよと言われた。話はしなくてよいから、会ってみようと言ってくれた。おまえに黙って行ったのは悪かったが、会ってくれないか」と話してほしいことを伝える。

八日後、母親より診療所に電話があり、「話を切り出す機会がなく遅くなってすみません、先生と打ち合わせたとおりに話したが、もちろん返事はありません」と言う。「わかりました、予定の日に伺います」と、簡略に電話を切った。

ドア越しに一方的な声かけをつづける

K君の家は、案の定、細く暗い坂道を登ったところにあった。家の前には軽自動車一台しか止めるところがなく、近くの公園に車を止めて、そこから歩いた。公園の街灯に照らされ、白、ピンク、赤色のコスモスが仄かに浮き上がっている。夜分のため、各家の部屋から明かりが漏れ、私の靴音だけがやけに響く。歩くにつけ、近くの家々から人の視線を感じる。

K君の家はとても暗かった。彼がいるという道に面した二階の自室には、電気の明かりも見えない。石畳の玄関も暗く、四段ほど上がり、チャイムを鳴らす。二、三分して母親が「遅くにすみません、二階で寝ていると思います」と出てきた。一階から「K君」と声をかける。もちろん返事はない。二階のドアまで「K君、K君」と声をかけながら、ゆっくり、ゆっくりと上がる。階段を上って斜め横がK君の部屋だった。ドアをノックして、声をかけるが返事はない。ドア越しに豆電球だろうか、かすかに明かりが漏れている、中からは物音一つしない。自己紹介し、急な往診を詫びた。「お母さんから最近、少し痩せて、食事の量も減っていると聞いた、体もだるく、緊張感も強いのではないですか」と言った。ドア越しだが、私はしゃがみこみ、K君と同じ目線で語りかける。何から話そうかと迷ったが、その場でとっさに決めることも多い。ドアを挟んで、K君の雰囲気が直感的に伝わってくるのは「重苦しさ」であった。こうした往診先での直観は、とても大切なことが多い。落ち込んでいるという表現は適切ではないにしても、K君には害ではないと思った。

「お母さんから聞いたが、ずいぶん落ち込んでいるようだね、落ち込んでいるときは人に会うことや、話すのはしんどいと思う。食欲も落ち、体がだるかったりするのではないか？　いまは食べて、寝て、しっかり休むことだよ。心配事もあるかもしれないが、体が元気になってから一緒に考えよう」と一方的に語りかけた。そして、「また、二週間後に寄ってみるよ」と話して帰った。

二〇分くらい、K君の部屋からは物音や動きの気配は一切なかった。沈黙の場合、二〇分くらいがお互いの緊張の限界だ。母親が恐縮そうに「わざわざ、来てもらったのにすみません」と深々と頭を下げる。「みなさん、最初は一緒です。そっとしておいてほしいと思っているのです。そこへこちらが勝手に押しかけたようなものです。気持ちが伝わるには時間がかかるのです」と説明した。母親は静かに頷いた。帰りは、すでに公園の街灯が落とされ、コスモスの花は見えなかった。

膠着状態とならないよう強引な面会を敢行

二週間ごとに四回往診した。五回目、きょうは強引に会ってみようと決心した。理由はとくにないが、いまのドア越しの沈黙のままで往診をつづけるのは、K君にたいへんな緊張感を与えることになる。これも直観だが、私自身語ることがなくなって緊張してきたような感じがあった。そういうこちらの緊張感は、相手に察知される場合が多い。

あまり勧められたことではないが、母親に「インフルエンザで食事づくりが無理なので、明日は夜の七時に弁当を買って置いておくので、九時までには食べて欲しい」と話してもらう。私は一九時から、黙ってK君のドアーの前で待った。K君には悪いが、待ち伏せである。待つこと一時間、二〇時一〇分にドアが音もなく開き、右手が出てきた。私は「K君!」とはっきり大きな声をかけた。右手がドアから引き込む瞬間、私はドアを左手で押さえ、「ごめん、君のことが心配だ」と閉まるのを阻止し、強引だが、右手でK君の右手を摑んだ。だが、K君は抵抗しなかった。というより、その力もなかったのだ。私が摑んだ手に力を入れると、K君は万年床に崩れるように倒れた。私もK君を抱えるように一緒に倒れ込んだ。「ごめん」と、もう一声かけた。

昔、収容往診のとき、運転手、屈強な男性看護補助、ベテランの看護師と私の四人で患者宅へ赴き、詳しい説明もせずに「心身が衰弱しているから入院して治そう」と話し、対面からではなく患者の右手を私が両手で摑み、同時に看護師と運転手が、一人は患者の左手を、一人は後ろにまわり、一緒に倒れ込むようにしていた。つまり、患者の両手を動かないようにして、決して前からは対応しなかった。あとは羽交い絞めにして、両足を抑制帯の布で縛り、看護師の用意したホリゾンの静脈注射をゆっくり注射する。眠り始めると、毛布をかけ、舌沈下に気をつけながら気道の確保をして病院まで帰り、そのまま「保護室に収容する」ことが通常の対応だった。K君に対しても、つい昔のやり方、対面でなく、横からの体の預け方になっていたと、あとでちょっと複雑な気持ちになった。

K君には「お母さんから聞いたとおり、痩せて、顔色もよくないし、皮膚も乾燥気味だ。肩で息をしているから心身の耗弱状態に見える。うつ的なのかもしれない」と語るが、もちろんK君は無言であった。

私はときによっては東洋医学を使う。虚実・陰陽は所見として患者に話すときに、わかりやすい説明となる場合もある。

「しっかり休養をしないといけない、横着とは見えないし、まず休むことが仕事だと思う、食べて、睡眠をとることだ。何かが気になっているのかも知れないが、心身が回復してから考えよう」と、母親からの話だけでなく、直接会えたときの感じを伝えることが大事だと思う。

K君に「心身の調子を整える薬も、昼食後でも夕食後でも晩でも一日一回使ってみよう」と提案した。K君の食事が不規則ということもあるが、服薬も寝る前と決めないほうがいい。寝ている間に殺されると思っている人には不安を与えることになるので避けたほうがよい。

ちょうど夕食が運ばれてきたときだったので、K君に食事を勧めた。最初、緊張が強く箸を取ろうとしなかったが、強引に会っただけに、こちらも時間をかける覚悟をした。私が止むにやまれず来た気持ちを、言葉だけでなく、態度で示す必要があった。できれば、何か一つだけでもできることをしたいと思ったのである。それが「私を処方」することだった。

薬は、ほぼ強引にK君の口に入れる。帰り道は、家々から漏れる電灯も公園の街灯も消えていた。山の端の月明りで時計を見る。二三時を指していた。

「暗きより暗き途にぞ入りぬべし遥かに照らせ山の端の月」和泉式部の和歌が浮かんだ。

看護師が意識せずに聞いたK君の趣味

一〇日後、夜二一時と約束して往診した。周りの家の視線を感じながら、重い気持ちでK君宅に到着。玄関を開けて二階のK君の部屋に上がろうとしたとき、母親の「先生、こっちです」と弾んだ声がした。なんと玄関横の和室にK君が坐っているではないか。慌ててK君の横に坐った。

この前は電気も暗くてよくわからなかったが、髪は伸びているものの、前髪を揃えている。そして、きちんと正座している。体調や食事、頭痛、動悸などを聴くが、K君は無言である。私の訪問を待ってくれていたのだと、こちらが嬉しくなった。

だが、得てしてこんなことがある、と自分に言い聞かせる。K君ばかりでなく、本当は精神症状を聴かれることは、とうに承知なのだ。ストレートにそこへ話をもってゆくか、あくまで体調から切り出すかも、往診という現場での判断だと思う。きょうまで大変な緊張でいたのだろうと、前回の急な会い方に一言「ごめん、薬を使って」と言って帰った。

こんな往診が六回つづいたあと、膠着状態になりそうに思い、「一度、血液検査や胸も見てみよう」と提案した。K君は首をタテに振らなかった。二週間後、看護師と同伴訪問した。K君は依然無言だが、血圧、心電図、血液検査をゆっくり進めた。私は聴診器と打診で胸を診る。脈は当然頻脈だが、心電図は異常なく、血液検査は五日後に結果を伝えに来ると約束した。

五日後、看護師と検査結果をもって訪問した。検査はヘモグロビン値がやや低かったので、看護師が食事の説明をする。K君は黙って聞いていたが、看護師の「野菜が少ないのじゃないの」という問いかけにうなずいた。果物では何を食べたかを、名前を挙げて看護師が聞いて行くと、K君はいちいち首を振ったり、頷いたりした。看護師はK君が話をしないことを意識せずに趣味も聞き、読書？　音楽？　囲碁？　将棋？　と聞いていく。K君は将棋のときに大きくうなずいた。あらためて、医師が聞くのと、看護師が意識せずに聞くのでは、患者の反応は違うのだと実感する。

看護師が「診療所に将棋をする心理士がいるよ。よかったら彼と一局指してみれば」と勧めた。K君の返事はなかったが、話さなくてもよい関わりとしてはK君に害はないはずだ。

当院の心理士が訪問と将棋の相手を引き受けてくれた。診療所から将棋盤をもって訪問し、「もし、気がすすまないときや、嫌なときはっきり言ってほしい」と伝え、またどんな勝負でも決して手抜きをせず真剣勝負をすることを話した。

だが、最初の二回はK君は二階から降りてこず。三回目に心理士が「一番だけしょう」と声をかけると、K君が二階から降りてきて、三〇分間将棋を指した。始めるにはタイミングみたいなものがあるのだろう。

心理士は帰って来て「思ったよりK君は強かった、自分も決して弱いほうではないが、勝負はどっこいどっこいだった。意外に攻め将棋をする」と報告した。将棋についてまったく知らない私は、「責め将棋」と勘違いし、どんな将棋なんだろうと不思議に思ったものである。K君が七年間も閉じこもったのは大変なエネルギーだし、よくよくの事情なのだろうと思った。

将棋も数回になったころ、母親が気を利かせて、途中でお茶菓子を持ってくると、心理士が食べながらK君にも勧めると、K君も口にした。自然体とよくいうが、こちらが構えないことや雰囲気を摑むことだが、そのときどきのイメージやインスピレーションも大事であると思う。K君は会話に頷いたり、挨拶としてちょっと頭を下げたりするが、まだ言葉にはならない。

思考伝播で話をする必要がなかったK君

当院のデイケアに将棋をするメンバーがいると誘ったが、人中はきついようで、K君は来なかった。二年後、K君の障害年金の申請を提案した。母親との二人暮らしで将来の不安も大きいと思ったからだ。「就労困難な人に、いままで掛けてきた国民年金の前倒しとして、給付を受けることができる制度」と説明すると、K君は頷いた。

表情も和らいできて、顔も少しふっくらしてきた。月に一回は母親の車で通院も始まった。往診を始めて三年が経っていた。診察室でもこちらの問いかけに頷くだけであったが、理解や判断力は問題ないようだ。

障害年金の受給が決まった六月のある日、母親だけが相談に来院した。

母親「三カ月前から二週間に一回くらい外出するのです。どこに行くとも言わないし、長いときは三時間ほどで帰って来ます。心配なのです。家に閉じこもっているのも心配ですし、外に出るようになったら前のことを思って心配なのです。大丈夫でしょうか?」

私「お母さんは、まだ気にしているのですか？　外に出るようになったのはすごいことです。外に出たらいろんなことがありますよ」

煮え切らない私の言葉に、お母さんは下を向いてしまう。重たい雰囲気となった。

やがて、通院も不規則になり、その二カ月後、私は往診した。K君は本を読んでいた。カントの『純粋理性批判』やパスカルの『パンセ』、アインシュタインの『相対性理論』などだ。哲学に興味があるのだねと声をかけ、「光より早い粒子はあるのかな？」と、独り言のように言ってみた。すると、K君が突然、言葉を出した「あります。距離がどんなに離れていても、こちらで回転すると向こうも回転するのです、それもまったく同時で、光が地球を一秒間に七周り半するより早いのです」と、少し低いが、はっきりした口調だった。

「もちろん、この空間ではなく違う次元です」とK君はつづけるが、理解できないでいる私はピント外れの質問をした。「うーん、どうしてそんな詳しいことを知ろうとしているの」と。

今度はK君が意外な顔をして、数分、沈黙が流れる。

私「あのう、私が理解できないためか、光より速いものを考えているんだね、何かきっかけでもあったの」

K君「自分が思ったことが瞬時に他人にわかるでしょ。自分がコーヒーを飲もうとすると、隣りの人が窓を開ける、家の前の道を車が通る。自分の考えが他人にもわかるから、話さなくてもいいと思う」

私は初めて、K君が話さない理由がわかった。精神医学でいう「思考伝播」なのだ。精神科医でありながら、まったく気付かなかった。

無知を恥じながら、絞りだすような声で言った。

私「何となくわかることもあるが、言葉にしないとわからないこともあるよ」

K君「最近の量子力学では証明されている」

こちらの無知を見破ったように言われてしまう。

私「私や心理士、看護師にはわかる能力がないので、言葉にしてほしいな」

K君「将棋も自分の次の一手がわかってしまい、勝てなかったことがある」

私「うん、だけど、こちらの事情もわかってほしいな」

最後はお願い口調となった。

それ以降、K君は会話をするようになり、二〇年が過ぎた。母親は最初のことには触れなった。

例年より桜の開花が遅い。母親の歩行が困難となり、夜間に子どもが来ているなどと訴えるようになり、神経内科を紹介した。レビー小体型認知症と診断された。

この二年間は、K君が買い物や掃除をしている。夜は母親の寝室で一緒に寝て、母親に声をかけをし、見守っている。ヘルパーが母親の介護に週四日入っているが、K君は朝食のパンとコーヒーを用意し、通院の介助もしている。

「いつも、気を張っているので疲れます。でも、母親を診るのは僕しかいないのです。本を読む時間が減ったのがさみしいです」とずいぶん穏やかな表情で言った。

「病を生きてきた」人には、こちらがホッとする一面がある。不安や恐怖、孤独感や疎外感を心の深いところで受け止めてきた人がもつ優しさなのだろう。

ゆっくりでいいよ、K君。公園のコスモスは、今年もきっと美しく咲くだろう。

秋冷の萩《はぎ》

L君と出会って三〇年になる。公務員の父親と良妻賢母の母親を持ち、内気な子ども時代を過ごしたと聞く。高校二年生から不登校となり、通信教育で高校を卒業後、仕事に就いたがつづかず、そのうち部屋から出なくなって、両親が病院に連れて行き、その日のうちに入院となった。

L君が二四歳になったのは「コブシの花が咲き始めた四月の終わりであった」と、母親はしっかり覚えている。L君の家は広い庭をもち、植木が生い茂るような旧家だった。

入院生活を二年間過ごしたあと、母親に連れられて当院を受診した。鰯雲が秋の訪れを告げ、ハギの花が咲き始めるころだった。母親のうしろからちらりと顔を見せたが、L君は表情に活気がなく、力ない声で「何かはしてみたいけど、ギターでも習おうかと思う」と言った。私は開所直後の「作業所」へ行ってみることを勧めた。当時はまだ就労支援でなく、昼間の時間を過ごす居場所のようなものだった。母親はすっかり乗り気で「明日から行きます」と言ったが、私は「まず二、三カ所を見学してみましょう」と、母親のはやる気持ちにストップをかけた。ケースワーカー（まだＰＳＷが国家資格になる前だった）に連絡をとり、見学の予定を立てた。Ｌ君・母親と、関わるわれわれの側が歩調を整えることが大切である。

「地域家族会」の立ち上げと「希望の会」の活動

「作業所」は、保健所保健師と国保保健師（市町村）が同伴訪問するなかで、家族や病者が孤立していることを痛感し、「地域家族会」を立ち上げ、家族と共に作業所（いまでは小規模Ⅲ型）の開所運動に動いた。当時、私も熱を入れた。彼らの孤立は、四面を厚いコンクリートで囲まれ、声さえ聞こえない恐怖に近いものだった。孤立というより、断絶であった。関係を根こそぎ絶たれたという感じで、病は症状よりも「関係の一方的な断絶」だった。関係が切り離されたとき病は発見され、そのことによって関係が断絶される二重苦であった。呉秀三が告発した「この病になりたる不幸に、この国に生まれたる不幸を負う」状況は現在も変わっていない。息をひそめ、声すら出せない病者への訪問は、デリケートさを要する。近所の視線は私たち訪問する側にも感じられた。だが、私たちが感じるより、家族や患者たちはもっと強くそのことを感じていたのだ。これは「寄り添う」以前の、基本的な感性だと思う。

倉敷郊外の町で家族四、五人が集まり、昭和四九年一〇月に誕生した地域家族会は「希望の会」と名づけられた。昭和五二年には、倉敷市内で「あけぼの会」が誕生した。最近の横文字ではない名称に、熱い思いが込められている。家族が自ら名前を名乗り、集まるだけでもたいへん勇気がいる時代だった。保健師や私たちも「遺伝」や「親の育て方」を問題にしてきたことへの自省があった。日曜日や夜の集まりに、私も参加した。

一年後には、家族の「自分の家をみんなが集まる場所にしてください」という勇気ある申し出に励まされ、集まって来る人が増えた。家族はたがいに当番を決め、緊張し不安げに来る人にはわが子のように話しかけ、言葉が出ない人にはさり気なく声をかける。独語が多い人には大きい声で名前を呼びかけ、コーヒーを出すなど、そこには自然で普段着の会話があった。

やがてそこも狭くなり、行政に嘆願に行くと、ある場所を提示してもらったが、近隣住民から「何をするかわからん人が集まるなんて、とんでもない」とストップがかけられた。

家族会のメンバーは雪が舞うクリスマスの日に、議員一人一人を訪問し、「わが子を思う気持ちは、どんな親でも変わらない。子どもは好きで病気になったのではない。だから不憫です。でも、普通に声をかけてもらうだけでいいのです。何も起きないよう、家族、いいえ私が責任をもちます」と必死に訴えた。責任などとれないことはわかっていても、気持ちの上での責任はとる決意だったのだ。こうして、三カ月後に作業所は開所した。

家族会のメンバーは、毎日交代で九時から一六時まで作業所にいるようにした。近所の人に、独り言を言うのは「いままでずっと一人で、話せる人がいなかったので自問自答が癖になっているのです」と言い、空笑の人は「あの子も楽しかったことがあるのです、いまが辛いから、そのころを思い出して笑っているのです」と説明した。この説明は「独語や空笑」に対する私たち医者の説明より、よほど説得的である。

偏見を除去するには、専門的な言葉ではなく、家族が実際に感じている言葉を、そのまま語るほうが説得力がある。家族は「自分の子どもは他の親御さんに関わってもらい、私は他の親御さんの子どもに関わらせてもらう。会話ができにくいのは、病院で長い間、職員に怯え、狭い部屋で人に聞かれるのを恐れていたからです。病院ではプライバシーはありません。作業する手が遅いのは、病院で何も作業をさせてもらえなかったからです。殻に閉じこもっているのは、また親に騙されて入院させられ、三カ月で退院と言われても、また次の三カ月、その繰返しで一〇年間も入院していれば、だれも人が信じられなくなるでしょう。意欲や自発性がないのは希望がないからです。ときに暴力が出るのは、これまでよほど我慢していたからです、ほんとうは忍耐強い子なのです」と言いつづけた。

家族の言葉の一つ一つは精神医療を厳しく撃つものだった。「希望の会」は、いまもⅢ型事業所として受け継がれている。

「あけぼの会」とフリースペース

診療所がある各市で、昭和五一年には保健師さん（いまは停年になられた人、他界された方も多い）の努力で家族会が立ち上がった。六五歳になる初代会長のWさんは「私の長男は三〇年間入院していた、次男や三男は結婚して、息子の嫁には長男のことを詳しく話していないので、退院させるわけにはいかなかった。長男は入院中に肺炎で亡くなりました。長男の無念な思いと、私の不甲斐なさを、みなさんの息子さんや娘さんには、どうかさせて欲しくない」と声を振り絞るように挨拶された。

Wさんの声に涙して、最初は八人ばかりの家族が集まり、家族会を立ち上げる決意をした。当時、保健所で月一回集まり、病気の理解や家族の対応、回覧板が回ってこないなど、周りの理解がないことが話し合われた。担当の保健師と相談して、一年くらいは集まった家族の名簿を作らないことにした。会は「あけぼの会」と名付けられた（いまもその名前はB型作業所として受け継がれている）。

四、五回の集まりのなかで、家族の人たちは「自分の子どものことを隠そう、隠そうとしているが、近所の人たちはとっくに知っている。隠そうとする家族がいちばん偏見をもっているのではないか。家族の偏見を取り除くことから始めないといけない」と話し合い、一年後に名簿と連絡体制がつくられ、「フリースペース」を作ろうということになった。

当時の保健所嘱託医の医師にも力になってもらった。保健所の一部をフリースペースにと家族会の人たちは申し入れたが、保健所の事務方から、暗に「何をするかわからん人が、保健所の中をうろうろしてもらっては困る、家族会は保健所がやる対策ではないから、何かがあって保健所の責任を問われても困る」と言われ、落胆と怒りは強かった。

私は当時、内科医院を開業したいと、ビルのオーナーに部屋を借りてビル診療をしていた。幸い診察室にしていた部屋の隣りの部屋が空いたので、ビルのオーナーに待合室が狭くなったので、もう一部屋借りたいと申し出た。そして、フリースペースとして、一年間は私が家賃を負担した。家族会の人たちは、始まりの八時半から終わりの一六時半まで交代でやって来た。ボランティアの人も二、三人が来てくれた。

当時、岡山県精神保健福祉センター所長の山本昌知先生がメンタルボランティアの養成講座をされていて、「エメラルド」という名称のボランティア団体が行動を開始していた。「フリースペース」というのは、国・県から助成金が出る事業だった。最初は、みんなぎこちなかった。

父親の脳梗塞と母親のうつ病で変調を来す

フリースペースを見学したL君は部屋の隅で肩を震わせていた。家以外で昼間を過ごすのは一五年ぶりだった。Lさんの親でない家族が「一緒に温かいコーヒーを飲みましょう」と勧める。L君は震える手を片方の手で支えながらコーヒーをすする。翌日、家族の人たちは窓にカーテンをつけたり、二〇坪の部屋をいくつかに仕切り上手に死角をつくった。病院というプライバシーのない空間は生命すら丸裸にした。心の肌を削ったのだと思う。だから、L君は震えているのだ。

L君の母親は、早速、フリースペースにL君と参加したいと申し出た。三週間後、母と一緒にL君は一日置きの半日から通所を開始した。L君は三〇分おきにコーヒーとトイレを繰り返した。緊張感が強いのだろう。他の家族がお菓子を渡すと、L君は口に放り込む。食べるというより口に入れてむせるのである。

三カ月後、L君は二、三人の通所メンバーと会話するようになった。吸っているタバコの銘柄や好きな食べ物などが話題だったが、母親はとても嬉しそうだった。

L君の通所も四年が過ぎた。春の花見や秋の紅葉狩りや正月の神社への初詣などの行事にも積極的に参加するようになった。それを待っていたかのように、定年後、悠悠自適に過ごしていた父親が脳梗塞で倒れた。母親は父親の左麻痺と構語障害の介護とリハビリに奔走する日々がつづいた。

L君に明らかな変調が見られたのは、父が倒れ半年が過ぎた、その年の冷夏に終わりを告げる秋分のころだった。すっかりハギの花も色あせて、ススキが川原一面を埋め尽くしていた。

Ｌ君はいつになく多弁で、過去のこと、現在のこと、いまの生活が錯綜していた。聞いても、「川が洪水になって警報が聞こえ、怒鳴る声がするが、避難場所がわからない。自分だけ教えてもらえない。近所の人声もうるさいし、自分の家に避難するかどうかわからない人が入ってきて、物が無くなる」と怒り、大声で話す。実際、私が岡山に来た四二年前、川の氾濫があった。Ｌ君の家は川の土手から近いところにあった。

また、公務員の父親は、Ｌ君には絶対的な存在であった。干渉されれば反抗もできるが、Ｌ君にとって父親は「何を考えているかわからない人」であり、父親からの指示はつねに母親を通してであった。顔色をうかがう以前の存在である。その父親が脳梗塞のため覚束ない左手でスプーンを持って食事し、歩行もままならない。気弱な言葉を聞いているうちに、Ｌ君の何かが崩れたのだろう。

このころから通院や服薬も不規則になり、持続性抗精神病剤の注射をたびたび処方するようになった。上り坂、下り坂、まさかの坂、二年後母親が介護疲れでうつ状態となり、当院に通院となった。母親の姿は、かつての良妻賢母ではなく、うつ病のだらしない姿だった。

存在の居場所を失ったＬさんの彷徨

父親がリハビリ病院に入院した。Ｌ君は母親と二人きりになった。食事は宅配弁当である。

L君の中で、大きなものが崩れた。人は、家族の中で存在や位置を感知し、自らを規定し、その空間の中で自分の存在を感じ取っている。父親、母親が存在していてL君が存在するのであり、その存在が崩れたため、空間を漂い、指標のない地平を彷徨うようになった。食事も不規則、服薬も不規則、寝ない日がつづき、当院から往診した。

「昔の友人がものを取りに来るから、安心して寝ておれない。ああ、いま空が光った、雷か戦争が起きたのか、早く逃げないといけない。テレビも危ないと言っている」

まとまりがなく、見るもの、聞くものが気になるため、次々と話が変わる。持続性向精神薬剤の注射を処方した。看護師が訪問を開始し、食事、薬、洗濯、片づけなど、ときに二人体制で対応した。

二カ月後、父親が入院先の病院で他界した。日頃は行き来がなかった県外にいた五歳違いの兄が動いた。L君はいくらか安心したのか、状態も安定した。しかし、それも束の間で、うつ状態の母親が認知症になり、「物忘れ妄想」が著明となった。L君は対応を私に聞いてくるが、毎日の母親の訴えと、L君に対して「おまえが私の財布を盗ったのだ」と言われると、内向的で我慢強く、声を荒げることもないL君も、堪忍袋の緒が切れて、母親に暴力をふるう。

兄夫婦は、L君の家を維持するために、実家に帰らざるをえなかった。

当院の看護師が訪問をつづけ、母親は介護保険でデイサービス、ショートステイ、ヘルパーの導入となった。父母の介護の一端を担うなかで自分の存在を見つけようとしていたL君は、兄夫婦の帰郷で、再びその存在が宙に浮いてしまった。兄夫婦が少しずつ疎ましくなっていった。やがて、自分を追い出そうとしていると妄想するようになる。

母親もすっかり兄夫婦に頼るようになった、雨上がりにアジサイの紫の花がひっそりと咲いた日、兄嫁から当院に電話があった。「三日前からLがまったくしゃべらず、食事もとらずに失禁する」と言う。只事ではないと訪問した看護師より「こちらの話すことはわかっているようです。手足の麻痺や機能障害はありません、血圧や脈拍も問題ありません」と連絡があった。

地域の急性期治療と訪問看護、そしてデイナイトケア

五〇分後、看護師と一緒に当院に着いたL君を、丁寧に触診し、反射などを診た。亜混迷状態だった。補液を開始し、心電図、採血して緊急で検査センターに提出した。一時間ほどすると、表情が出てきた。検査でも異常値はなく、脱水と判断し、早速、補液を足す。看護師のゆっくりした声かけにL君は頷いている。スポーツドリンクも経口で飲む。看護師は「ゆっくりと飲むのよ」と言うが、途中からゴクゴクと飲み干した。ジアゼパンを服用させ、四時間後、当院のデイケアの食事をほぼ完食した。

「何かわからないものに緊張していた、少し楽になった」と言うL君を、夕診が終わった二

一時三〇分、明日また来院を約束して看護師が家に送る。

翌日看護師が家に迎えに行く、昨日と同じ服装だが待ってくれていた。この日も補液をして、処置室で看護師と一緒に一日過ごす。昼食は当院のデイケアの食事を少しとる。夕食は診療所のすぐ近くのコンビニ弁当を買い行き看護師と食べた。診療の終わった二二時に家に送る。翌日も、看護師が迎えに行き診療所で過ごした。

四日目の木曜日は外来診療がないので、看護師二人が精神科訪問看護し、食事や部屋の片づけを手伝った。片づけといっても寝る部屋の掃除である。看護師が訪問して三週間目、普段と変わらないL君となった。

当院は、地域の急性期状態の人には、診療と訪問看護とデイナイトケアを組み合わせることが多い。診療の始まる八時から終わりの二二時まで訪問とデイナイトケアを、デイホスピタル的に試み、食事も提供し、補液や服薬もそのつど渡し、眠前薬も診療所で服用したのち自宅に送る。家では寝る一〇時間だけとする。「複合的地域支援体制」である。スタッフの呼吸や、訪問に出かけるスタッフへのフォローなど、チームワーク、フットワーク、ネットワークが試される。もう一つ「安定時」の関わりができているかも試される。関係ができていないと緊急時の関わりは不可能である。

私は「もう少しの間、昏迷状態でいたほうがL君は楽だったのではないかなあ」と独り言を言った。現実を見て、受け止めてゆくのはしんどいことだからだ。L君にはヘルパーの派遣を提案し、近くの家庭的な雰囲気の作業所と、当院デイケアに通うことになった。

「周りのいろんなことを、深く受け止めてしまうL君。まだ楽になれないよ。でも、いちばんわかっているのは君だ。ずっと支援して行くよ」

L君の顔に、少し笑みがこぼれた。

その笑みの向こうに、茜色の夕陽が、少し寂しく、美しく輝いていた。

あとがき

『精神医療を歩く―私の往診記』を出版して五年になる。前書は季刊誌『精神医療』に投稿したものであった。今回は「往診・訪問」を精神医療の一つの方法として、四〇年間試みてきた私の「精神医療実践」をもう一度まとめてみたいと思い、エッセイふうに綴ってみた。往診・訪問とは何か、また往診・訪問から見えてくること、明らかになることを書いてみた。

また、「病識欠如」「服薬」「症状」について、私なりの考えを書きたかったたし、「私を処方する」ことの大切さや意味にも触れてみたかった。「幻聴」や「妄想」などの病的な状態より、私たちが患者さんの気持ちに届く声を発しているか、そのような態度をとれているかも書いてみたかった。

往診で何より気をつけることは、立場が逆転することを意識することだと思う。私が診ているのではなく、私が見られているということである。往診・訪問はきわめて想像性が問われる営為だと思う。そのためには「私が処方する」のではなく、「私を処方する」のである。その要領について、以下に列挙してみる。

1　往診の時間
2　地図（車を止める場所）
3　往診先宅の間取り
4　本人の自室（最後の砦なので了解なしには入らない）
5　玄関から入るか、勝手口から入るか（できれば勝手口から入る）
6　自己紹介の仕方
7　往診の理由（家族の要請ではないことを強調する）
8　往診セット（往診鞄に、聴診器・ペンライト・打腱器・血圧計を入れておく）
9　往診グッズ（名刺・メモ帳・ボールペン・チョコレート・スポーツドリンクなど）
10　語る言葉・態度をイメージトレーニングする
11　用を足しておく
12　往診後の用事はできるだけ入れない

「匙加減」という言葉があるが、どうか、私に匙を投げないでください。

最後に、この本を出版するにあたり、対談をしていただいた山本昌知先生、地域での訪問支援についての貴重な報告をしていただいた「まきび病院訪問看護部」のみなさんにお礼を申し上げます。また、地域で共に活動していただいた、保健師、ケアマネジャー、ヘルパーなどのみなさん、「わに診療所」のスタッフのみなさんに感謝申し上げます。

そして、本書の編集の労を引き受けていただいた、日本評論社の遠藤俊夫さんと森美智代さんに感謝の意を表します。

和迹　秀浩

二〇一七年八月二〇日

●**編著者略歴**

和迩 秀浩（わに ひでひろ）

1944年生まれ、滋賀県出身。

1969年　京都大学医学部卒業。京都大学医学部精神科神経科、高梁病院（現・こころの医療たいようの丘ホスピタル）などを経て、1974年「わに診療所」を開業。地域精神医療を展開しながら現在に至る。著書に、『精神医療を歩く―私の往診記』（日本評論社、2012年）がある。

1989年　鴨方町（現・浅口市）表彰（町の精神保健向上に対して）
2005年　岡山県井笠保健所感謝状表彰
2007年　倉敷市保健福祉功労賞受賞
2008年　日本病院・地域精神医学会浜田賞受賞
2011年　岡山県精神保健事業功労者県知事賞受賞
2016年　精神保健福祉事業功労者厚生労働大臣表彰

地《ち》域《いき》精《せい》神《しん》医《い》療《りょう》の真《しん》髄《ずい》

2017年9月25日　第1版第1刷発行
編著者――和迩秀浩
発行者――串崎　浩
発行所――株式会社 日本評論社
〒170-8474　東京都豊島区南大塚3-12-4
電話 03-3987-8621（販売）-8598（編集）　振替00100-3-16
印刷所――港北出版印刷株式会社
製本所――株式会社 難波製本
装　幀――駒井佑二
検印省略
ISBN　978-4-535-98456-1　Printed in Japan

精神医療を歩く

――私の往診記――

和迩秀浩 著

一七〇〇円＋税

三〇年以上にわたり岡山県倉敷地方において患者を入院させず外来と往診で地道な精神科医療を実践してきた精神科医の臨床エッセイ。

目次

日本評論社